Dr. Johanna Budwig

Krebs — ein Fettproblem

**Richtige Wahl und Verwendung
der Fette**

Hyperion - Verlag, Freiburg i. Br.

Von Dr. Johanna Budwig
sind im Hyperion-Verlag, Freiburg i. Br., ferner erschienen:

Öl-Eiweißkost
Dieses Kochbuch hilft den Kranken

Fettfibel

Das Fettsyndrom
Die fundamentale Bedeutung der Fette und anderer Lipide

Kosmische Kräfte gegen Krebs

Fette als wahre Hilfe
Gegen Arteriosklerose, Herzinfarkt, Krebs u. a.

Laserstrahlen gegen Krebs
Resonanz-Phänomene als Anti-Entropie-Faktor des Lebens

Die elementare Funktion der Atmung in ihrer Beziehung zu autoxydablen Nahrungsstoffen

---

Ferner im Selbstverlag der Verfasserin:

Tod des Tumors I Der Ausweg!

Tod des Tumors II Die Dokumentation

Fotoelemente des Lebens – auch zur Überwindung der Erkrankung an Krebs

---

1. Auflage 1954 – © 1956 by Hyperion-Verlag, Freiburg im Breisgau.

Achte Auflage 1984 (fünfunddreißigstes bis siebenunddreißigstes Tausend).

Gesamtherstellung: Druckhaus Rombach+Co GmbH, 7800 Freiburg im Breisgau.

ISBN 3 7786 0326 4

Inhalt

Vorwort

„Krebs ein Fettproblem", so läßt sich das wesentliche Neue dieses Kochbuches volkstümlich und aufrüttelnd zusammenfassen.

Nur ratend schrieben wir: *„Richtige Wahl und Zubereitung der Fette"* ist wichtig, dann stärker betont: *„Das Nahrungsfett, der Nerv der Ernährung"* darf nicht außer acht bleiben! Aber es wird heute so viel über Ernährung geschrieben, auf dem Fettgebiet mit so gefährlicher, irreführender Werbung großes Unheil angerichtet, daß es unumwunden und klar gesagt werden muß, wie groß die Gefahr ist, wenn man an Stelle der so wichtigen Nahrungsfette Pseudofette, falsche Fette benutzt.

Was dieser volkstümlich gehaltenen, die Hausfrau beratenden Darlegung zugrunde liegt, beruht auf langjähriger fettchemischer wissenschaftlicher Arbeit, auf Untersuchung der Fette aus Krebsgeschwulsten und der Blutfette bei Gesunden und Kranken. Sie ist fundiert durch jahrelange Tätigkeit als Sachbearbeiterin für Fettfragen auf Landes- und Bundesebene, auf Zusammenarbeit mit den verschiedenen behördlichen Stellen und den damit verhafteten Forschungsstätten.

Die Hausfrau muß wach werden gegenüber irreführender Werbung. Die Bürger müssen mithelfen, daß der Staat wieder werde, was er sein sollte: Hüter der Gesundheit des Volkes.

Dieses Buch ist eine laute und offene Frage an die Ernährungsminister: Wann werden Sie wieder „Minister" = Diener des Volkes und nicht derer, deren Macht man überschätzt?

Wahrheit auch in Fragen der Ernährung ist zur Gesundung des Volkes notwendig.

Die Verfasserin

Einleitung

Fette stellen im Organismus einen außerordentlich wichtigen Faktor dar. Man kann ohne Einschränkung sagen, daß sie fast jede Lebenserscheinung beherrschen. Bei der prinzipiellen Wichtigkeit dieser Tatsache soll hervorgehoben werden, daß besonders diejenigen Fette von einer so eminenten Bedeutung sind, die die Eigenschaft besitzen, mit anderen Substanzen, besonders Eiweißverbindungen, eine lockere (assoziable) Verbindung einzugehen. Dies sind die ungesättigten Fette, wie sie in vielen Pflanzenölen, in besonders guter Zusammensetzung im Leinöl, vorliegen.

Schlechte Fette können im Organismus als lebensgefährliche Gifte wirken. Es gibt toxisch (giftig) wirkende Lipoide (Fette), die schnell den Tod herbeiführen können. Fette können direkt als hämolytische (blutzersetzende) Gifte in Betracht kommen und Blutarmut bewirken, gute Fette sind andererseits zur Bildung der roten Blutkörperchen unerläßlich. Zahlreiche Erkrankungen, so z. B. die perniziöse Anämie, Zuckerkrankheit, Krebs, stehen mit einer Störung des Fettstoffwechsels in Zusammenhang.

Fette sind außerordentlich reaktionsfähige Körper, die für den gesamten Stoffwechsel von Bedeutung sind. Sie können aktivierend oder hemmend auf die Fermentvorgänge einwirken. Ungesättigte Fette wirken im Organismus als Hemmkörper für Toxine (Gifte), wirken mit bei der Bildung der Antigene und sind bedeutsam für die Immunität und somit für die Widerstandskraft bei Infektionen, vor allem auch gegen Tbc.

Die labile, leicht bewegliche, veränderliche Beschaffenheit der ungesättigten Lipoide (Fette), die für die Veränderungen im Organismus, die innerhalb gewisser Grenzen reversibel sind, Bedeutung hat, ist wichtig für das Wesen aller Lebenserscheinungen.

Auch der Stofftransport anorganischer Substanzen steht in Abhängigkeit von der Beschaffenheit der Blut- und Zellipoide. So ist z. B. das ungesättigte Fett bei Zufuhr von zuviel Kochsalz ein wichtiger Gegenspieler. Nicht zuletzt steht das Hauptproblem der gegenwärtigen Medizin, die verminderte Sauerstoffverwertung, die schlechte Atmung, die Entstehung zahlreicher Erkrankungen als Folge der Sauerstoffnot mit dem Fettstoffwechsel in Verbindung. Hierher gehören Herzschwäche, Krebs, Leistungsminderung. In all diesen Fällen liegen

Fette vor, die nicht in der Lage sind, die Anforderungen zu erfüllen, die der Organismus an ein gutes Nahrungsfett stellt. Schlechte Fette sind nicht in der Lage, beim Aufbau der Atmungsfermente mitzuwirken. Heute sind diese Zusammenhänge bekannt, und die Forderung nach einer Gesundung der Fettnahrung wird um so dringlicher, da sich niemals die Verseuchung mit falscher Fettnahrung und durch falsche Fettzubereitung schädlicher, lähmender auf jede Lebenserscheinung ausgewirkt hat als in unseren Tagen. Zähflüssige, chemisch abgesättigte Fette vermögen der Aufgabe der Blut- und Zellfette nicht mehr zu entsprechen. Leider werden derartige Fette, deren Schaden größer ist als der Nutzen, gegenwärtig der Bevölkerung in großer Menge als Nahrungsfett angeboten und angepriesen.

Aus diesem Grunde habe ich mich angeschickt, trotz der Inflation von reformgemäßen Kochbüchern — die eben aus der Not der Zeit geboren wurden — ein Buch anzubieten, das beratend, helfend Auskunft geben soll über die *richtige Wahl und Zubereitung der Fette;* denn *das Nahrungsfett ist der Nerv der Ernährung.*

Die neuen Erkenntnisse über die Bedeutung der naturbelassenen Pflanzenöle für die Fettverbrennung in Verbindung mit der Atmung sind von richtunggebender Bedeutung für die gesamte Ernährung. Viele Erfahrungstatsachen der Reformbewegung werden hierdurch neu beleuchtet und bestätigt. Die Bedeutung der roh genossenen Nahrung steht in Verbindung mit der Bedeutung dieser Lipoide (Fette), die zum Bau der Atmungsfermente erforderlich sind. Nahrung, die noch atmet, ist wichtig, besonders bei der gegenwärtigen Ernährungslage, deren Charakteristikum eine Verarmung an der Atmung dienenden Nahrungsstoffen ist. Sterilisation durch Erhitzen tötet diese lebenspendenden Substanzen. Größer ist der Schaden, der durch Verwendung von „haltbarmachenden Chemikalien" erfolgt. Wenn man z. B. der Wurst zum Zwecke der Haltbarkeit erhebliche Mengen an Nitriten zugesetzt hat, so verhalten sich diese nicht nur beim Lagern der Wurst sauerstoffeindlich. Auch im Organismus wird durch den Genuß dieser Wurst mit Konservierungsmitteln die Sauerstoffaufnahme, die Atmung, die Veratmung der Nahrung sehr erschwert. Dieser Vorgang betrifft auch die Fettverbrennung und alle damit in Verbindung stehenden wichtigen Lebensfunktionen.

Alle „Schlankheitsbreviere", die die vorstehend dargelegten Tatsachen außer acht lassen, vermögen dem fettverseuchten, in seiner Lebensfunktion gelähmten Menschen unserer Tage keine wahrhafte Hilfe zu bringen. Vor allen Dingen soll betont werden, daß bei erschwerter Fettverbrennung der Entzug biologisch wichtiger ungesättigter Fette als schädlich angesehen wird. Hier gilt: „similia similibus". Abbau der lästigen und lähmenden Depotfette erfolgt am besten durch die Fette, die als Aktivatoren des Fettstoffwechsels und für die Veratmung der Nahrung gelten. Dies sind die hochungesättigten Fettsäuren, wie sie vor allem im Leinöl vorliegen. Aber die Dosierung und richtige Zubereitung ist wichtig.

Krebs, ein Fettproblem

Inwiefern kann man nun den so anspruchsvollen Titel „Krebs, ein Fettproblem" wagen? Kann man die Fettfrage wirklich mit dem Krebsproblem kuppeln? Ist wirklich das Krebsproblem im wesentlichen ein Problem der Versorgung mit dem richtigen Nahrungsfett? Die Untersuchung des Fettstoffwechsels am Lebenden war seit Jahrzehnten ein Problem. Allein die Untersuchungsmethoden befriedigten nicht. Sie waren zu grob, genügten nicht zur Untersuchung der geringen Mengen, die bei der Untersuchung vom Blut Lebender zur Verfügung steht.

Die Entwicklung der neuen Untersuchungsmethoden der Papierchromatographie auf dem Fettgebiet, über die ich 1950 zum erstenmal und dann laufend berichtete, ermöglichten nun erstmalig, den Fettstoffwechsel am Lebenden zu kontrollieren. Auch die Art der in Krebsgeschwulsten angesammelten Fette konnte nun erstmalig genauer charakterisiert werden, weil erst durch die Papierchromatographie empfindliche Untersuchungsmethoden zur Unterscheidung der einzelnen Fettarten geschaffen worden waren.

Krebsgeschwulste enthalten Fette, die aus Erdnußfetten stammen (dem üblichen Salatöl) oder Fette aus hocherhitzten Walölen. Auch im Blute macht sich bemerkbar, welche Fette dem Körper einverleibt wurden. Das Zusammenwirken der Fette mit den Eiweißstoffen — wie es natürlicherweise notwendig ist — ist nur bei Anwendung guter Fette möglich. Die Blutkörperchen sind schwach und verändert, wenn sich schlechte Fette im Blute zu Kügelchen zusammengeballt als träge Fremdkörper befinden. Gibt man aber diesen Kranken mit den schlechten Blutfetten Quark mit Leinöl zu essen, so ist sehr bald – oft schon nach einer Mahlzeit — im Zweiphasenkontrastmikroskop und auch bei der Untersuchung auf Papier zu beobachten, wie die guten Fette von den Blutkörperchen aufgesaugt werden, wie diese ihre Spannkraft und Funktionstüchtigkeit zurückerhalten. Dieses Beispiel ließe sich vervielfältigen.

Die Abhängigkeit vieler Erkrankungen vom Nahrungsfett, von den Fetten im Blut oder den Depotfetten in Fettpolstern erwies sich als wichtig zur Klärung vieler medizinischer Fragen. Am auffallendsten, aufregendsten waren die Ergebnisse für die Krebsforschung. Es ist überhaupt kein Zweifel mehr möglich, von vielen Forschern bestätigt worden, und zögernd, aber doch endlich, von staatlichen Stellen aufgegriffen: Das Krebsproblem steht in Verbindung mit der Verwendung ungesunder künstlicher Nahrungsfette. Nicht nur synthetisch hergestellte Fette sind mit der Bezeichnung „künstliche Fette" gemeint, auch fettähnliche Stoffe, Pseudofette, die heute noch als Nahrungsfette angeboten werden, sind gemeint. Sie werden durch Bearbeitung so weit von ihrer natürlichen Beschaffenheit entfernt, in ihren wesentlichen Eigenschaften verändert, daß sie nicht mehr den Naturprodukten entsprechen. Daher sind sie schwer schädlich für den ganzen menschlichen Organismus. In erster Linie bewirken sie die Erkrankung an Krebs. Diese hocherhitzten und chemisch veränderten Fette, die Pseudofette, lähmen die Atmung, die Fettverbrennung, die Energieerzeugung, das richtige Zellwachstum, die normale Fortpflanzung und viele damit in Verbindung stehende Funktionen. Sie lähmen die natürliche Funktion von Auge und Ohr, sie lähmen die Abwehr gegen Infektion, sie bewirken Anfälligkeit gegen Erkältung (schlechte Fettverbrennung) und gegen Tbc und andere Infektionen.

Wenn nun erkannt wurde, daß gerade die Erkrankung an Krebs so besonders stark in Verbindung steht mit der falschen Fettnahrung, so darf zunächst darauf hingewiesen werden, daß der Erkrankung an Krebs die allgemeine Schwächung des gesamten Gesundheitszustandes vorausgeht.

Hinzu kommt aber, daß gerade bei Anwendung falscher Nahrungsfette häufig gleichzeitig die so lebensnotwendigen guten Fette fehlen. Dadurch wird die Fettverbrennung und die *Sauerstoffverwertung* aber doppelt gehemmt. Die so entstehende Sauerstoffnot aber schwächt den Menschen weiter, und Zufuhr schlechter Fette bewirkt wieder um so stärkere Drosselung der Atmung. Aus diesem Circulus vitiosus kommt der Mensch in dieser Situation nicht heraus, wenn nicht das Übel an der Wurzel angefaßt und das Nahrungsfett geändert wird.

Grundsätzlich muß die Anwendung der schädlichen, der Pseudofette ausgeschaltet werden; auch auf Ausschaltung der Atemgifte (Konservierungsmittel, insbesondere in Wurstwaren) sollte man bedacht sein. Tag für Tag aber sollten unbedingt die lebensnotwendigen Fette, die für die Atmung und Sauerstoffaufnahme wichtigen Öle, die für das Wachstum und die Spannkraft alles Lebens wichtigen Bausteine, die natürlichen hochaktiven, ungesättigten Fette in der Nahrung enthalten sein. Sie geben neue Spannkraft und Abwehrkraft gegen Krankheit. Sie überwinden auch vorbeugend oder heilend die Erkrankung an Sauerstoffnot und Substanzverlust, die Erkrankung an *Krebs*.

Welche Fette verwenden wir?

Aus der in der Einleitung skizzenhaft dargelegten Situation der gegenwärtigen Ernährungslage ergibt sich: Fette, die durch chemische Behandlung gehärtet sind, wie dies bei der Margarineherstellung weitgehend erfolgt, werden im Sinne meiner Konzeption als Nahrungsfett abgelehnt. Dies trifft auch zu, wenn als Ausgangsmaterial Pflanzenfette dienen. Werden Walöle durch chemische Fetthärtung „genießbar" gemacht, so wird von ihrer Verwendung abgeraten. Öle, die durch hohes Erhitzen von Walölen „genießbar" gemacht werden, sind abzulehnen. Ihre Verwendung in Fischkonserven oder bei der Herstellung von handelsüblichen Mayonnaisen sollte verboten werden. Da dies staatlicherseits noch nicht konsequent erfolgt, wird hier dringend vor ihrer Verwendung gewarnt. Diese Öle sind gesundheitsschädlich.

Die Verwendung tierischer Fette, vor allem von Schweinefett, auch der Depotfette anderer Tiergattungen, so z. B. Nierenfett, wird abgelehnt. Bei Verwendung dieser tierischen Fette summieren sich oft zwei Faktoren, die sich für den Organismus bei der Nahrungsverwertung ungünstig auswirken. Die an sich schwer verbrennbaren Fette sind außerdem mit Chemikalien versetzt, die der Fettverbrennung im Organismus entgegenwirken.

Auch die Verwendung der gebleichten handelsüblichen „Salatöle", die oft aus Erdnußöl bestehen, wird nicht empfohlen. In Krebsgeschwulsten findet man oft große Mengen dieser Fettsäuren angereichert.

Was kann empfohlen werden?

Naturbelassene, kaltgepreßte Pflanzenöle sind empfehlenswert. Bitte achten Sie darauf, daß nicht nur zu Werbezwecken „kaltgeschlagen" gesagt wird. Die aus unerhitzter, nicht gerösteter Saat gewonnenen Öle enthalten einen höheren Anteil an biologisch wichtigen Begleitstoffen, wie Lecithine, Lipoproteide, vor allem Sulfolipoide. Diese sind für die Fettverwertung im Organismus von Bedeutung. Sie sind sauerstoffaffin, sauerstofffreundlich.

Ein Wechsel der Öle kann von Vorteil sein. Daher wird z. B. bei Obstsalat die Verwendung von Walnußöl empfohlen. Auch ist die Verwendung von

Sonnenblumenöl und Mohnöl ratsam. Kokosfett kann benutzt werden, ebenso Butter. Angesichts des gegenwärtigen Ernährungsschadens, besonders auf dem Gebiet der Nahrungsfette, ist mir kein Fett bekannt geworden, das die außergewöhnlich günstige, intensive Wirkung des Leinöles erreicht. Das Leinöl zeichnet sich durch eine Fettsäure aus, die in Fetten sonst kaum vorkommt, wohl dagegen im biologischen Material sowie in Organextrakten von Herz, Niere, Leber, Gehirn und Nerven. Dies ist die dreifach ungesättigte, sehr sauerstoff-freundliche Linolensäure. Ihrem Vorhandensein ist es wohl zu verdanken, daß bei der richtigen Dosierung dieses Öles, wie ich sie etwa in meiner Öl-Eiweiß-Kost beschrieben habe, diese Nahrung von großer Bedeutung für die Gesunderhaltung und auch für die Wiedererlangung der Gesundheit ist.

Wie dringend auch die Verwendung der naturbelassenen Öle, vor allem des Leinöles, geraten wird, die Hausfrauen unserer Zeit und unserer Breitengrade, nördlich der Alpen, wissen die Ölküche nicht mehr mit den ihr vertrauten Küchenmethoden zu vereinigen. Für den täglichen Bedarf, griffbereit, in streichbarer Form, dem verwöhnten Geschmack entsprechend, so steht im Diäsan das naturbelassene Leinöl für den modernen Menschen unserer Tage und unserer Zone bereit. Es kann mit allen Käsesorten kombiniert werden und ist besonders wertvoll mit den Edelschimmelpilzkäsen. So steht für den verwöhnten und anspruchsvollen Geschmack bereit, was den Schlesiern in Form von Quark und Leinöl vertraut und unentbehrlich ist.

Als Öle verwenden wir vorwiegend Leinöl
  Sonnenblumenöl
  Mohnöl
  Walnußöl
  Sojaöl
  Maisöl
  Diese Öle sollen unraffiniert und nicht erhitzt sein
Als feste Fette Diäsan
  Oleolux, gemäß „Fettfibel" selber hergestellt
  In gesunden Tagen auch Butter
  (unverfälscht und von gesunden Kühen)
  Kokosfett (soll nicht durch chemische Eingriffe nachgehärtet sein)

Wie und wann benutzen wir Öl oder feste Fette?

Der hohe gesundheitliche Wert der naturbelassenen kaltgeschlagenen Öle steht in Verbindung mit der Tatsache, daß diese Fette im Organismus die Sauerstoffverwertung begünstigen. Diese sauerstoff-freundliche Eigenschaft der Öle ist ein Kennzeichen, das auch bei der Verwendung der Öle entsprechend berücksichtigt werden muß. Erhitzt man diese Öle etwa in der Pfanne, so nehmen sie bereits in diesem Zustand den Sauerstoff aus der Luft auf. Dadurch wird ihr biologischer Wert gemindert. Aus diesem Grunde ist es ratsamer, die festen, stärker gesättigten Fette zu verwenden, wenn ein Fett erhitzt werden soll. Im allgemeinen können folgende Richtlinien bei der Verwendung der Fette zum Kochen, Braten und beim Zurichten der Speisen gelten:

Erhitzt man Fett in der Pfanne, um Gebratenes herzustellen, so ist es empfehlenswert, zunächst Kokosfett zu verwenden. Nachdem man die übrigen Nahrungsmittel, wie Kartoffeln, Gemüse, in das Fett gegeben hat, ist nachträglich mit Diäsan nachzufetten. Dies erhöht die Bekömmlichkeit der gesamten so zubereiteten Speisen. Auch beim Herstellen etwa von Reibeplätzchen sollte man das Leinöl nicht allzu lange in der Pfanne erhitzen, bevor man den zubereiteten Teig hinzugibt. Will man das Fett vorher zur besseren Bräunung auf eine gewisse Temperatur bringen, so ist Kokosfett oder gegebenenfalls Butter zu verwenden. Ein Nachfetten mit Öl oder Diäsan erhöht den Wert und die Bekömmlichkeit.

Allgemein sollte das Nachfetten der Speisen unmittelbar vor dem Anrichten wieder stärker eingeführt werden. Ein guter Koch weiß es noch heute — es gehört mit zu seinen geheimen Künsten —, daß die Butter erst zuletzt *nach* dem Erhitzen der Speisen zugesetzt wird. Dies gilt nun in besonderer Weise für das Speisefett Diäsan, da es sich ja durch einen hohen Gehalt der sehr sauerstofffreundlichen Fette auszeichnet. Der Wert dieses Fettes bleibt in besonderem Maße erhalten, wenn es den Speisen erst unmittelbar beim Anrichten zugegeben wird. Im einzelnen sind die Verwendungsmöglichkeiten aus den Rezeptbeispielen ersichtlich.

Wie und wann sollen wir kochen und haltbarmachen?

Die große biologische Bedeutung der noch lebenden, atmenden, naturbelassenen, also *rohen Nahrung* ist aus dem in der Einleitung Gesagten wohl deutlich. Ich vertrete den Standpunkt, daß die Verwendung der rohen Gemüse und des rohen, nicht gekochten Obstes wieder viel stärker in den Haushaltsplan aufgenommen werden sollte. Keine Mahlzeit sollte ohne Verwendung roher Nahrungsmittel sein. Am besten gibt man morgens früh vor dem Frühstück etwas rohes Obst, Leinsaat (z. B. in Form von Linomel), geschrotetes Getreide, Haferflocken oder ähnliche Zubereitungen in schmackhafter Kombination. Mittags sollte vor jeder Mahlzeit ein Salat gegeben werden. Die Unsitte, das Obst durch Kochen zu entwerten, sollte wieder weitgehend abgestellt werden. Viel mehr Gemüsesorten, als man annimmt, lassen sich ausgezeichnet roh verwenden, so z. B. Rosenkohl, Spargel, Kappus u. a. Aber ich gehe nicht so weit, daß ich den Genuß der rohen Kartoffel oder des Kartoffelwassers der rohen Kartoffel empfehle. Ich bin der Meinung, daß diese extremen Forderungen sich erst aus Unkenntnis der eigentlichen Kardinalschäden und Kardinalpunkte, die zur Abhilfe erreichbar sind, ergeben haben. Im Gegenteil, wenn der Organismus einen Teil seiner Nahrung in Form der lebenden, fermentreichen Kost zugeführt erhält, so ist er auch in der Lage, die nun gekochten Nahrungsmittel besser zu verarbeiten und zu veratmen. Es gilt in der Fermentlehre der alten und noch gut bewanderten Stoffwechselphysiologen als feststehende Tatsache, daß nur ganz geringe Anteile genügen, um die Enzym- und Fermentreaktionen wieder zu entfachen. Aus diesem Grunde vertrete ich die Auffassung, daß auch gedämpfte Gemüse, richtig zubereitet, im Gesamternährungsplan ihre Berechtigung haben (siehe dazu Rezeptbeispiele). Wesentlich ist, daß die Erhitzung der Gemüse und anderen Nahrungsmittel nicht länger als unbedingt notwendig durchgeführt wird. Das Auslaugen der Gemüse oder geschälten Kartoffeln durch Abgießen des Wassers ist abzulehnen. Als sehr praktisch sehe ich die Etagendampftöpfe an. Man kommt mit wenig Wasser aus und kann das so gewonnene Konzentrat dann sehr gut und vielseitig wieder verwenden. Das Kochen der Kartoffeln erfolgt ausnahmslos in der Schale. Ebenso werden Rüben, Karotten, Sellerie u. a., wenn überhaupt gekocht, dann in der Schale gedämpft und danach von der Schale befreit.

Die *Haltbarmachung* von Lebensmitteln durch mehrfaches und intensives Erhitzen durchzuführen, ist eine Gepflogenheit, die den an sich bereits vorhandenen Ernährungsschaden durch Mangel an Atmungsfermenten noch erhöht. Zahlreiche Obstsorten, die durch Einwecken entwertet werden, würden sich in der naturbelassenen Form, sinngemäß gelagert, auch für den Winter erhalten lassen. Es sei daran erinnert, daß unsere Vorfahren als ausgezeichnetes und biologisch wertvolles Konservierungsmittel den Honig kannten. Eine Konservierung der Früchte mit Hilfe von Honig wird durchaus befürwortet. Es ist möglich, Zubereitungen aus Früchten derart herzustellen, daß die Entwertung auf ein Minimum reduziert wird.

Die Methode, durch milchsaure Gärung Nahrungsmittel für den Winter haltbar zu machen, ist als biologisch wertvoll und wichtig zu befürworten. Nicht nur Sauerkraut, sondern auch grüne Bohnen, Rüben, Gurken und andere Gemüsesorten können auf diesem Wege als wertvolle Nahrungsmittel für den Winter erhalten bleiben. Allerdings muß eingefügt werden, daß leider viele derart zubereitete Nahrungsmittel im Handel sind, die ganz überflüssigerweise noch mit Salpeter und anderen Chemikalien versetzt wurden. Aus diesem Grunde sei gestattet, daß auch an dieser Stelle darauf hingewiesen wird, daß es nicht gleichgültig ist, ob das zu verwendende Sauerkraut im Reformhaus oder in irgendeinem Lebensmittelgeschäft erstanden wird. Der geschulte und empfindsame Geschmack wird es bald herausfinden, welches Sauerkraut mit Salpeter versetzt oder welche Ware unter schonendster Behandlung und unter Ausschluß von Chemikalien bereitet wurde. Die Verwendung von Molke zum Zwecke der Haltbarmachung von Gemüsesorten wird in dem gleichen Sinne befürwortet wie die vorstehend beschriebene Methode der milchsauren Gärung.

Die Haltbarmachung durch Anwendung von viel Zucker ist zwar nicht auf der gleichen Ebene zu sehen wie die Haltbarmachung durch sauerstoffeindliche Chemikalien. Hin und wieder verwendet, wäre gegen die derart haltbar gemachten Obstsorten oder kandierten Früchte nichts einzuwenden. Im allgemeinen aber ist unsere gegenwärtige Ernährungssituation dadurch gekennzeichnet, daß viel zuviel Zucker verwendet wird. Zucker aber begünstigt die Fehlsteuerung im Stoffwechsel, die durch das Fehlen der Rohkost und der biologisch wertvollen Fette eingeleitet wurde. Der weiße Zucker, wie er heute im Haushalt Verwendung findet, sollte höchstens als Gewürz benutzt werden. Auch Kindern kann man schmackhafte Süßigkeiten geben, ohne die einseitig von Zucker hergestellten, mit künstlichen Farbstoffen geschönten Bonbons zu benutzen. Aus der Kombination von geschroteter Leinsaat mit Honig ergeben sich mancherlei Möglichkeiten, die von Kindern gern wahrgenommen werden. Bereits das als Linomel im Handel befindliche Leinsaat-Honig-Präparat wird von Kindern sehr gerne so verzehrt oder, mit Milch versetzt, als Frühstückssuppe.

Rezeptbeispiele für den täglichen Bedarf

I. Frühstücks-Muesli

Das von Dr. Bircher-Benner eingeführte morgendliche Muesli hat bis heute seinen Wert behalten. Auch im Rahmen der neuen Forschungsergebnisse über die Bedeutung der roh genossenen Speisen für die Atmungsfermente wird dieser geschickte Griff *Dr. Bircher-Benners* erneut positiv beleuchtet. Es ist wesentlich wertvoller, den Tag mit einer gehaltvollen Nahrung, die nicht belastet, sondern leicht verwertet werden kann, zu beginnen. Während das Frühstücks-Muesli nach *Dr. Bircher-Benner* nach wie vor empfohlen wird, ist im Rahmen dieses Buches die intensive Mitverwendung der Leinsaat berücksichtigt. Natürlich ist diese Leinsaat in mundgerechter und schmackhafter Form anzuwenden, eben als Nahrungsmittel und nicht, wie irrtümlich oft angenommen wird, als Abführmittel. Leinsaat sollte wieder einen viel größeren Raum in unserem Ernährungsplan einnehmen. Aus diesem Grunde wird bei den einzelnen Rezepten zur Bereitung von Fruchtsalaten, Salaten und besonders des morgendlichen Muesli immer wieder dringend die Verwendung des Leinsaat-Nuß-Granulates *Linomel* empfohlen. Gerade in Verbindung mit frischem, rohem Obst sollte diese gehaltvolle, stark öl- und eiweißhaltige Zutat niemals fehlen.

1. Wintermuesli

a) In ein weites Schälchen gibt man eine halbe Tasse voll Milch oder Dosenmilch und stellt warm. Anschließend wird in einem Mixgerät ein roher Apfel mit einer Apfelsine püriert. Man gibt diese Früchte in die Mitte der Schüssel. Nun bestreut man das Schälchen mit einem 1 bis 2 cm dicken Kranz von Linomel. Will man zum Überstreuen Haferflocken verwenden, so vermischt man zweckmäßigerweise den Fruchtbrei etwa mit Rosinen oder fein geschnittenen Datteln. Man kann dann noch mit gemahlenen Nüssen überstreuen.

Sehr empfohlen wird die Verwendung der Sojaflocken (Nuxo-Werke). Die Früchte sollten je nach der Jahreszeit täglich gewechselt werden. Man sorge dafür, daß auch das sonntägliche Muesli sich von den täglichen durch besondere Note abhebt. Man erreicht dieses, indem man von den unter Nr. II angegebenen Rezepten etwa den Apfelschnee mit benutzt oder, wie unter Nr. II, 6 oder 8 beschrieben, Bananen im Schnee. Auch durch besondere Wahl der Früchte, etwa durch Mitverwendung von Ananas, Trauben usw., läßt sich die sonntägliche Note unterstreichen.

b) Man zerkleinert im Wolf oder Mixgerät 4 getrocknete Bananen, 8 Feigen, 10 Datteln, 1 Handvoll Nüsse, mischt das Ganze mit irgendeinom Fruchtsaft, am besten einem Muttersaft von Eden oder auch mit Apfelsaft, und läßt eine Stunde ziehen. Sodann füllt man in Schüsselchen und streut reichlich trockene Flocken darüber. Das Muesli wird so gereicht, ohne daß man verrührt. Apfelschnee zum Verzieren der Muesli.

Rohe Äpfel werden frisch püriert, mit etwas Zucker und Zitronensaft unter geschlagenes Eiweiß gezogen. Mit diesem Apfelschnee kann man kleine Tupfen auf die Muesli-Schüsselchen setzen.

2. Grapefruitmuesli

Man benutzt die unter Nr. III, 25, 26, 27 beschriebene, mit etwas Honig gesüßte Quark-Leinöl-Mischung von relativ fester Konsistenz, füllt diese in Schüsselchen und höhlt in der Mitte der Schüssel gut aus. In einem Mixgerät bereitet man aus 1 Pampelmuse, 1 Apfelsine, gegebenenfalls unter Mitverwendung 1 Klementine oder Mandarine den Brei. Die Kerne dieser Früchte werden mit zerkleinert. Die Schalen reibt man mit einem Stückchen Zucker ab, das man dann, mit den ätherischen Ölen getränkt, zu diesem Früchtebrei gibt. Diesen Grapefruit-Früchtebrei fügt man nun in die vorbereiteten Quarkschüsselchen. Die Schälchen können mit einigen Flocken bestreut werden. In diesem Fall könnte man Haferflocken verwenden. Durch Zugabe von zerkleinerter Banane zu dieser Quark-Leinöl-Mischung erhält diese Speise eine sehr angenehme Note. Wenn diese Mischung bei dem morgendlichen Muesli nicht zur Anwendung kommt, sollte man immer darauf bedacht sein, daß die notwendigen Fettstoffe wenigstens in Form des Linomel zugeführt werden.

3. Frühjahrsmuesli

Erdbeeren, Kirschen, Johannisbeeren, Pfirsiche bilden eine beliebte Zutat zu den Quark-Leinöl-Cremes. Besonders die folgende Geschmacksrichtung findet allgemein Anklang: Man schneidet kleine Stückchen aus frischen Pfirsichen und zieht diese unter die mit Honig gesüßte Quark-Leinöl-Creme. Man kann 1 bis 2 Stückchen dieses Pfirsichs mit der Gabel zerdrücken und daruntermengen. Schmeckt ganz hervorragend! Natürlich ist die Kombination mit Erdbeeren, vor allem auch mit Walderdbeeren, immer wieder beliebt. Johannisbeeren werden durch diese Grundlage gemildert und angenehmer. Die so bereiteten gehaltvollen Fruchtspeisen werden zum Frühstück, mit den verschiedenen Flocken oder mit Linomel überstreut, gereicht.

4. Bananen-Erdbeer-Schaum

Man füllt die Schüsselchen zur Hälfte mit Linomel. Sodann bereitet man aus Walderdbeeren und einigen Bananen, die man in feine Stückchen schneidet, eine Mischung, die man vorsichtig unter die Quark-Creme (Nr. III, 25, 26, 27), die mit etwas Veilchen-Wurzelpulver abgeschmeckt ist, zieht. Den so hergestellten Bananen-Erdbeer-Schaum gibt man auf die Linomelschicht und verziert gegebenenfalls mit frischen Walderdbeeren oder Gartenerdbeeren und Bananenscheiben.

5. Bananen-Erdbeer-Speise mit Flocken

Man verrührt zwei Tassen Weizenflocken mit $1/2$ Ltr. Milch und würzt mit einer Messerspitze Zimt und Veilchen-Wurzelpulver, sodann vermischt man die halbierten Gartenerdbeeren mit in Scheiben geschnittener Banane, zieht alles unter einige Eßlöffel Quark-Leinöl-Creme, mit Honig gesüßt, und füllt auf die Flockenspeise. Es können zu diesen Muesli-Gerichten jeder Art Flocken Verwendung finden, Weizenflocken, Haferflocken, Reisflocken, auch Puffreis. Im allgemeinen wird aber auf den Wert der Verwendung des Linomel als Morgenfrühstück hingewiesen, da es durch den hohen Anteil an Leinsaat besonders reich ist an den heute fehlenden hochungesättigten Fetten und den damit vergesellschafteten Wirkstoffgefügen.

6. Bananen-Apfel-Schaum

Sehr einfach herzustellen, besonders für den Winter gut brauchbar ist die folgende Mischung in Verbindung mit Linomel oder Flocken als Muesli.

5 bis 6 Bananen werden mit der Gabel zu Mus zerdrückt und schaumig gerührt. Dann werden 5 bis 6 Äpfel in einem Mixgerät frisch püriert oder fein gerieben und unter die Bananen gerührt. Die ganze Fruchtspeise wird nun unter einige Eßlöffel der süßen Quark-Creme gezogen. Man kann dieses Fruchtmus mit Zimt oder Cardamom oder Ingwer abschmecken und dann in Verbindung mit reichlich Linomel oder mit Flocken als Muesli reichen. Als Abschluß ein Kranz von Früchten.

7. Das Linomel-Muesli zum Frühstück

Zutaten: 1 Teelöffel Honig, 3 Eßlöffel rohe Milch, 3 Eßlöffel Leinöl, 100 g Speisequark, 2 Eßlöffel Linomel, Früchte und Fruchtsäfte, Nüsse.

Zubereitung: In ein Schüsselchen gibt man 2 Eßlöffel Linomel. Darüber schichtet man die Lage Früchte, die man je nach Jahreszeit wählt. Man kann die Früchte in der Art des Fruchtsalates mischen oder etwa Beerenfrüchte einer Sorte verwenden. Ein grob geraspelter Apfel kann im Winter vielseitige Verwendung finden, indem man durch Zugabe von Kirschsaft, Heidelbeersaft, Quittensaft oder durch in Apfelsaft aufgeweichte Rosinen, Aprikosen usw. variiert. Die *Quark-Leinöl-Creme* wird wie folgt zubereitet: Honig, Milch und Leinöl werden miteinander gemischt, gegebenenfalls in einem elektrischen Mischgerät. Dann wird nach und nach in kleinen Portionen der Quark dazugegeben. Alles wird nun zu einer glatten Creme verrührt. Man darf kein Öl mehr sehen. Bei Bedarf kann man noch etwas Milch nachgeben. Diese Mischung wird nun geschmacklich täglich variiert, indem man Nüsse hinzugibt oder Banane, Zitronensaft, im Verhältnis zwei zu eins gemischt; Kakao, Kokosraspeln, Hagebuttenmark, Fruchtsäfte (die man erst zuletzt zusetzen darf); Vanille, Zimt, Ananas u. a. Man überschichtet die Lage Früchte mit der Quark-Leinöl-Creme und kann zuletzt noch mit Nüssen oder Früchten garnieren.

Muesli als Rohkostsuppen

1. Linomelsuppe

In einen Suppenteller gibt man zwei gehäufte Eßlöffel voll Linomel, gibt eine Tasse Milch dazu und serviert sofort.

2. Beerensuppe

Man gibt in einen Suppenteller einen Eßlöffel voll Linomel und dazu Erdbeeren, Himbeeren, Heidelbeeren, Brombeeren oder andere Beeren und serviert sofort unter Zugabe von Milch.

3. Linomel-Früchtesuppe im Winter

Man gibt in einen Suppenteller einen Eßlöffel voll Linomel, dazu Rosinen, kleingeschnittene Datteln, feingeschnittene Ananas oder Apfelsinen, Mandarinen oder Trauben, gibt eine Tasse Milch darüber und serviert sofort. Im Winter kann die Milch bei Bedarf auch angewärmt oder sogar heiß darübergegeben werden.. Als Krankenkost sehr geeignet, ebenso für Kinder.

4. Weinsuppe (ohne Alkohol)

Eine Tasse Weizenflocken, Reisflocken, Sojaflocken oder Linomel wird mit $1/4$ Tasse Milch übergossen, sodann anschließend mit einer Tasse Traubensaft oder Eden-Muttersaft (Johannisbeer oder Heidelbeer) und sofort serviert.
Will man im Winter Traubenrosinen oder Sultaninen zu dieser Frühstückssuppe reichen, so läßt man diese zweckmäßigerweise vorher $1/2$ Stunde in einem Fruchtsaft quellen.

5. Sauermilchsuppe

Man übergießt zwei gehäufte Eßlöffel voll Linomel oder Weizen- oder Hafer- oder

Sojaflocken mit $^1/_2$ Liter Sauermilch. Man kann — je nach Geschmack — auch mit Schnittlauch oder Petersilie würzen und evtl. mit etwas Tomatenpüree oder Tomatensaft Eden abschmecken.

6. Tomatensuppe

Tomaten werden fein gewiegt (im Winter wählt man Eden-Tomatenmark) ; man fügt feingewiegte Kräuter hinzu und eine Prise Selleriesalz oder Kräutersalz und ein bis zwei Eßlöffel Grünkernflocken, Weizenflocken, Linomel oder über Nacht vorgequollenen Getreideschrot und übergießt das Ganze mit einer Tasse Milch. Will man die Suppe zu Mittag verwenden, kann man die vorstehend beschriebene Mischung mit heißer Gemüsebrühe übergießen und mit einem Eßlöffel Diäsan oder Sojalin abrunden.

7. Eiersuppe

Ein rohes Eigelb wird mit einem Eßlöffel frischer Milch verquirlt und mit einer Tasse Milch aufgefüllt. Weizenflocken oder Grünkernflocken oder Linomel vermischt man mit heißer Gemüsebrühe, schmeckt mit Schnittlauch, Petersilie, einer Spur Muskatblüte ab, gibt einen Eßlöffel Diäsan hinzu und mischt zum Schluß unmittelbar vor dem Servieren das in Milch verrührte Eigelb hinzu.

8. Cremesuppen

Man bereitet die Quark-Leinöl-Creme wie unter Nr. III, 25, 26, 27 beschrieben und verdünnt mit ein bis zwei Tassen Milch. Zu dieser Grundlage kann man sämtliche Früchte verwerten, z. B. Beerenfrüchte, Apfelsinen, Ananas, Äpfel püriert, Birnen, Bananen, zum Teil in Stückchen geschnitten, zum Teil feinpüriert und daruntergemengt.

Diese Art Frühstückssuppe kann auch mit einigen Flocken überstreut werden. Sie bildet in jeder Form eine gehaltvolle, nahrhafte und nicht beschwerende Grundlage für den ganzen Tag.

Man bestreut diese Kaltschalen mit feingeriebenem Studt-Brot, Pumpernickel oder Linomel.

II. Quarkspeisen

1. Grundrezept

Man mischt $^1/_4$ Pfund Quark mit 2 bis 3 Eßlöffeln Leinöl und 1 bis 2 Eßlöffeln Milch innig, am besten in einem Mixgerät, bis kein Öl mehr sichtbar ist. Diese Grundlage läßt sich nun zu mancherlei süßen oder herzhaften Quarkzubereitungen benutzen.

2. Meerrettichquark

Ein 1 bis 2 cm langes Stück Meerrettich wird am Abend vorher in Milch gelegt, am nächsten Tage, kurz vor dem Anrichten mit der Milch, im Mixgerät vollständig zerkleinert und unter die Quark-Leinöl-Speise gerührt. Diese Speise schmeckt gut zu Kartoffeln und herzhaften Gerichten.

3. Meerrettich-Apfel-Quark

Zu dem Meerrettichquark (Nr. 2) gibt man einen im Mixgerät pürierten rohen Apfel. Der Meerrettich-Apfel-Quark kann außer zu Kartoffeln besonders gut zu Gerichten verwendet werden, zu denen sonst Obst gegeben wird, z. B. Reis, Buchweizen, Nudeln aus Vollwertmehl u. a.

Mit Milch verdünnt kann der Meerrettich-Apfel-Quark als ausgezeichnet erfrischend wirkendes und nahrhaftes Getränk dienen. Er wird von Kranken gerne genommen und gut vertragen. Im Sommer ist er an heißen Tagen sehr geeignet, Durst und Hunger zu stillen.

4. Quark mit Kümmel oder Gemüsefrüchten

Die Quark-Leinöl-Mischung wird mit reichlich Kümmel versetzt und kann so zu

Kartoffelgerichten gegeben werden. Im übrigen sind die Geschmacksvariationen möglich, die unter Salattunke I eingefügt sind (Nr. III, 23). Diese Quark-Leinöl-Zubereitungen sind zum Herstellen von Schnittchen ausgezeichnet geeignet. Man bestreicht dazu die Brote mit der Quark-Leinöl-Mischung, die mit Kräutersalz abgeschmeckt ist. Sodann streut man über die fertigen Schnittchen Schnittlauch, fein gewiegt, Petersilie, fein gewiegt, Paprika, Zwiebeln, fein gewiegt, oder belegt diese zusätzlich mit Tomatenscheiben, mit Scheiben von Gewürzgürkchen oder mit feinen Streifen von rohen Paprikaschoten. Wenn die Möglichkeit vorhanden ist, kann man dazu sowohl grüne als auch rote Schoten verwenden.

5. Paprikaquark

Die Quark-Leinöl-Mischung schmeckt ausgezeichnet, wenn man sie mit feingeschnittenen, rohen Paprikaschoten vermischt. Man kann entweder auf $1/4$ Pfund Quark eine halbe Paprikaschote verwenden, so daß die Quark-Leinöl-Mischung stärker hervortritt, oder den rohen Paprika als Salat zubereiten und auf $1/4$ Pfund Quark etwa 4 rohe Paprikaschoten berechnen.

6. Bananenschnee

Man verwendet als Grundmasse (Nr. 1) die süße Quarkcreme mit wenig Honig gesüßt. 1 bis 2 Bananen werden mit der Gabel fein zerdrückt und unter die Masse gezogen, sodann serviert man in einer flachen, länglichen Schale, die man mit der Länge nach halbierten oder geviertelten Bananen verziert. Sehr schmackhaft ist diese Nachspeise in Kombination mit Ananas. Man kann die Ananasfrucht in kleine Würfel zerteilen und daruntermischen oder zur Verzierung der Platte mitverwenden.

7. Quarkspeise im Orangenkörbchen

Orangen werden derart zugeschnitten, daß die Schale ein Körbchen mit Henkel bildet. Den Inhalt der Orange zieht man klein gewürfelt unter die süße Quarkcremespeise. Man füllt diese in die Körbchen und serviert so.

8. Bananen mit Schnee

Bananen werden der Länge nach halbiert, sodann bestreicht man sie mit einer dicken, festen Schicht der Quarkcreme, süß abgeschmeckt. Darauf schichtet man dachziegelartig Bananenscheiben und verziert noch einmal mit einem aus der Sterntüte darauf gesetzten Häufchen Quarkcreme, das man zum Abschluß mit einem Tüpfelchen einer roten Geleemasse oder einer roten Frucht verzieren kann. Auch Pinienkerne oder Nüsse sind zum Abschluß der Verzierung geeignet.

9. Apfelsülze von Agar-Agar

Zur Abwechslung kann man die verschiedensten Früchte in einer Agar-Agar-Zubereitung reichen. 7 bis 8 g Agar-Agar werden in $1/4$ Liter Wasser eingeweicht. Nach etwa 10 Minuten läßt man kurz aufwallen und füllt nach dem Durchsieben in $1/2$ Liter roh geriebener Äpfel, läßt etwas abkühlen und füllt in die Schälchen. Nach dem vollständigen Erkalten kann man diese Geleezubereitung mit der Quark-Leinöl-Creme überschichten oder verzieren und zum Abschluß mit verschiedenen Früchten, Nüssen, Pinienkernen oder Geleetüpfelchen verzieren.

10. Bunte Quarkspeisen

Möchte man die Quarkspeisen in herzhafter, pikanter Zubereitung zu Kartoffelgerichten oder zur Verzierung verschiedener Salate verwenden, so sei noch darauf hingewiesen, daß eine recht einfache Art zur Verfügung steht, indem man *rote Quarkspeise* bereitet durch Untermengen von feingewiegten Tomaten oder Eden Tomatenmark, auch läßt sich durch intensive Anwendung von rotem Paprika die Farbe des Quarks intensiv steuern. *Grüne Quarkspeise* kann man in der Weise

herrichten, daß man herzhafte, abgeschmeckte Quarkspeise mit püriertem, rohem Spinat vermischt. Man kann zu diesem Zweck natürlich auch, wenn gerade
Reste zur Verfügung stehen, gekochten
Spinat oder Brennesselpüree verwenden,
ebenso Dreiblatt (Giersch).

Die *gelbe Quarkspeise* läßt sich leicht
herstellen, indem man das Gelb hartgekochter Eier unter diese Quark-Leinöl-
Speise mengt.

Durch geschicktes Arrangieren dieser drei
Farbvariationen läßt sich auf einer Salatplatte oder Gemüseschüssel ein farblicher
Effekt erreichen, der den Appetit anregt
und das Wohlbehagen bei Tisch erhöht.

III. Salate

Allgemeines

Alle Gemüse sollen möglichst frisch sein;
wer schlechte Zähne hat, muß das Gemüse
fein zerkleinert oder ausgepreßt als Saft
genießen. Das zerkleinerte, rohe Gemüse
darf erst kurz vor der Mahlzeit hergerichtet werden. Karotten, Sellerie, Zuckererbsen, Spargel, Blumenkohl, Rettiche,
junge Kohlrabi und andere Gemüsesorten
— auch an junge Bohnen kann man sich
bald gewöhnen — sollen möglichst in
Stücken ohne Salattunke, also als Vorspeise vor den Mahlzeiten genossen werden. Die Aufnahme in die Verdauungs-
kanäle erfolgt so schneller und gründlicher.
Man bereitet am besten eine Platte mit
Salaten, die man außerdem mit reichlich un-
zubereiteten Gemüsesorten verziert. Diese
Umrandung soll dann zuerst gegessen
werden. Wildgemüse sind den Treibhaus-
gewächsen vorzuziehen. Besonders empfohlen wird die Verwendung der jungen
Schlüsselblumenblätter als Salat. Sie wei-
sen einen hohen Gehalt an Vitamin C auf,
dessen wir zu dieser Jahreszeit noch besonders bedürfen. Hopfenrankenspitzen
können als Salat oder wie Spargel gekocht
Verwendung finden. Man benutzt die Ran-
ken so weit, wie sie sich leicht, ohne Fäden
zu ziehen, abbrechen lassen. Will man die
Hopfenrankenspitzen wie Spargel abge-
kocht benutzen, so darf das Wasser, wie
allgemein die Gemüsewässer, nicht fortgegossen werden. Man soll es zum Bereiten von Suppen oder Soßen wieder verwenden. Gewürzkräuter, die bei der Herrichtung von Salat verwendet werden sollen, sind sehr mannigfaltig, doch leider

heute fast ganz aus der Mode gekommen. Es sollen nur einige Namen genannt werden, um diese wieder in Erinnerung zu rufen, damit sie als Küchenkräuter im Garten angepflanzt werden und so ständig zur Verfügung stehen, aber auch die wild wachsenden Kräuter werden wärmstens empfohlen. Genannt sei zunächst die Verwendung von Schnittlauch, Knoblauch, Petersilienkraut und Petersilienwurzel, Porree, Dill, Bohnenkraut, Melisse, Estragon, Liebstöckelkraut und Liebstöckelwurzel, auch die Fenchelwurzel kann als Gemüse, zu Salat oder als Gewürz Verwendung finden. Von den wild wachsenden, verwendbaren Kräutern seien einige genannt, die sowohl zum Würzen als auch in Form von Salat gereicht werden können.

1. Salate (übliche Salatsorten)

Die Zubereitung der üblichen Salatformen, wie *Kopf-, Endivien-, Chicorée-, Feld-, Rapunzel-, Gartenkresse-* und anderer bekannter *Salatsorten*, soll hier nicht in Einzelrezepten beschrieben werden. Unter Verwendung der unter I und II beschriebenen Salattunken (Nr. 23 und 24 sowie Nr. 26) wird jede Hausfrau die Anwendungsmöglichkeiten bald herausgefunden haben.

Auf die Zubereitung einiger Wildgemüsesalate soll dagegen etwas genauer eingegangen werden, da gerade die Wildgemüse von besonderer Wichtigkeit sind und in ihrer Zubereitungsform etwas mehr Erfahrung erfordern.

2. Löwenzahnsalat

Der König unter den Wildgemüsesalaten ist der Löwenzahn. Es sei daher der hohe gesundheitliche Wert auch an dieser Stelle betont. Junge, schmackhafte Rosetten findet man mit Ausnahme der wenigen Wintermonate fast zu jeder Zeit. Die gesamte Rosette wird mit einem scharfen Messer möglichst tief aus dem Boden geholt. Die miterfaßten Wurzelstückchen werden vom Schmutz befreit und etwas abgeschabt. Sie können fein zerschnitten bei der Herstellung des Salates mitverwandt werden.

Am besten geht man bei der Zubereitung des Löwenzahnsalates so vor, daß man den gewaschenen und feinzerschnittenen Löwenzahn zunächst mit 1 bis 2 Eßlöffeln Leinöl übergießt und dann etwa 2 bis 3 Stunden so vorweichen läßt. Anschließend vermischt man dann mit der Salattunke I oder II (Nr. 23 und 24). Besonders bewährt hat sich die Kombination mit Zwiebeln. Sie macht auch für solche, die an Wildgemüse noch nicht gewöhnt sind, den Löwenzahnsalat zu einer schmackhaften Delikatesse.

3. Scharbockskrautsalat

Die ersten jungen Blätter, die im frühen Frühjahr noch vor der Blüte erscheinen, können vollständig benutzt werden. Die Anwendung der Salattunke II (Nr. 24) ist in mancher Variation möglich. Besonders schmackhaft ist bei der Zubereitung des Scharbockskrautes die Mitverwendung von Buttermilch oder des Buttermilchpulvers Eledon.

4. Weidenröschen

Kurz vor der Blüte wird der Blütenstand als Salat zugerichtet.

5. Hirtentäschchen

Vor der Blüte werden die jungen, zarten Triebe zu Salaten benutzt; auch zum Würzen und Verzieren der Salate geeignet.

6. Vogelmiere

Die jungen Triebe sind sehr geeignet als Salat und auch zum Verzieren der Gemüseplatten.

7. Brunnenkresse

Sie sei besonders empfohlen und ist von großem gesundheitlichem Wert. Sie kann als Salat zubereitet genossen werden und ist außerdem zum Würzen der Quark-Leinöl-Speise oder zum Verzieren der Salatplatten, auch als Gewürzkraut für verschiedene Salate geeignet.

8. Schafgarbe

Sie kann vielseitige Verwendung finden. Die jungen, noch elastischen, leicht brechbaren Stengel können mit den Blättern zu Salat verarbeitet werden. Die jungen Triebe können fein gewiegt auch als Gewürzkräuter verwandt werden, z. B. auf Tomaten gestreut oder bei der Zurichtung der verschiedenen Salate oder Quark-Leinöl-Speisen (Nr. 23).

9. Spitzwegerich

Er kann auch wie Salat zubereitet werden. Ausgezeichnet wirkt Spitzwegerich, wenn die jungen, zarten Blätter fein gewiegt werden und so auf Tomatenbrote oder einfach über Diäsan gestreut oder mit Quark-Leinöl und Senf zusammen gereicht werden. Auch zu Salattunken macht sich Spitzwegerich, fein gewiegt, gut als Gewürzkraut.

10. Beinwell

Die Beinwellwurzeln können wie Schwarzwurzeln zu Salat verarbeitet werden. Die zarten, jungen, grünen Triebe können zum Würzen der verschiedenen Rohkostsalate Verwendung finden. Der gesundheitliche Wert des Beinwell ist groß.

11. Wiesenbocksbart

Die jungen Triebe werden vor der Blüte, soweit sie glatt abbrechen, benutzt. Sie eignen sich besonders gut als Vorspeise, sind sehr schmackhaft und von gesundheitlichem Wert. Sie können aber auch bei der Zubereitung anderer Salate mitverwandt werden, außerdem fein gewiegt aufs Brot. Wer den hohen Wert des Wiesenbocksbartes noch nicht kennt, der möge spazierengehenderweise einmal versuchen, wie angenehm das nußartige Aroma dieser jungen Triebe ist.

12. Spargelsalat roh

200 g Spargel werden wie üblich geschält, in feine Scheiben geschnitten und mit der Salattunke I (N. 23) verrührt. Man läßt den Salat etwa eine Stunde ziehen, bevor man ihn zu Tisch gibt.

13. Spargelsalat halb roh

Der Spargel wird geputzt und sodann etwa 10 Minuten gedämpft. Nach dem Erkalten werden die Spargelstücke in Salattunke I (Nr. 23) gegeben. Besonders schmackhaft ist die Verwendung der Salattunke I ohne weitere Zugaben von Gewürzen.

14. Blumenkohlsalat

Ein mittlerer Blumenkohl wird mit 3 bis 4 Eßlöffeln der Salattunke I (Nr. 23) begossen. Man läßt den rohen, in kleine Stückchen zerteilten Blumenkohl etwa eine Stunde in der Salattunke weichen.

15. Blumenkohlsalat halb roh

Man läßt den Blumenkohl etwa 10 Minuten dämpfen und bereitet ihn dann wie unter Nr. 14 beschrieben als Salat zu.

16. Gemischter Salat

200 g gelbe Rüben (gekocht), eine große, gekochte Kartoffel werden fein gewürfelt, ein mittlerer Rettich wird gerieben und nun, mit der Salattunke I (Nr. 23) vermischt, über die zubereiteten Rüben und Kartoffeln gegeben.

17. Tellerdekoration

Zum Dekorieren der Salatplatten kann man folgende Kombination verwenden: Karotten- oder Tomatenscheiben, fein geschnittenen Schnittlauch, zu Ringen geschnittene Zwiebeln, Petersiliensträußchen, kleine Gürkchen oder Gewürzgurken in feine Streifen geschnitten, Blumenkohlröschen, Mayonnaisehäufchen, gemischte Salattunke I (Nr. 23), dazu Quarkbällchen in Paprika gewälzt und Roquefort-Diäsan-Bällchen, zubereitet.

18. Salate aus Hülsenfrüchten

Wenn süße frische *Zuckererbsen* zur Verfügung stehen, werden diese roh mit Salattunke I, II oder auch mit Salattunke III (Nr. 23—26) angerichtet. Rohe Erbsen läßt man in der zubereiteten Form eine Stunde weichen.

Salate aus *rohen Hülsenfrüchten*, z. B. Linsen. Man läßt die *Linsen* 24 Stunden im Wasser vorquellen, gießt das Wasser ab und bereitet nun aus den rohen Früchten mit Salattunke gem. I oder II (Nr. 23, 24) wie üblich den Salat. Man achte darauf, daß gerade bei den Hülsenfrüchtesalaten die Platte gut verziert wird. Der Linsensalat kann sehr gut mit rohem Sauerkraut, Marke Eden, das man kleinschneidet, vermischt werden, ebenso kann zum Verzieren sehr gut Eden-Tomatenmark benutzt werden.

19. Tomatensalat

Je nach Jahreszeit verwendet man frische Tomaten, viertelt diese und vermischt mit Salattunke Nr. 23, mit 1 Eßlöffel Linomel, 4 Eßlöffeln Milch oder Zitronensaft.

20. Rettichsalat

Die schwarzen oder weißen Rettiche werden grob geraspelt und mit der Salattunke Nr. 23 vermengt. In Verbindung mit Rettichen kann man in angenehmer Weise die verschiedensten Gewürzkräuter verwenden. Radieschen lassen sich ausgezeichnet zu Salat verarbeiten.

21. Möhrensalat

Die Möhren können grob geraspelt in mancher Variation zu Salat Verwendung finden. Im Rahmen dieser Öl-Eiweiß-Kost wird besonders auf den Wert der Möhre hingewiesen, da das darin enthaltene Provitamin A in Verbindung mit dieser Quark-Leinöl-Speise besonders leicht in Vitamin A überführt wird. Wer gute Zähne hat, soll mindestens täglich eine rohe Möhre zu sich nehmen. Grob geras-

pelt können die Möhren entweder nur mit Zitronensaft zubereitet oder mit Zitronensaft und etwas Honig gesüßt oder mit einem Apfel, der roh püriert wurde, vermischt werden. Man kann diese Zubereitung dann noch durch Zugabe von Anis würziger gestalten. Auch durch Variation der Mengen lassen sich Abwechslungen schaffen. Wenn man viel püriertem Apfel, etwas Honig und Anis wählt und dazu die gleichen Teile der geraspelten Möhren verwendet, ergibt sich eine absolut andere Geschmacksrichtung.

22. Pikanter Gemüsesalat

Ein Pfund grüne Bohnen schneidet man, kocht sie in Salzwasser gar und läßt abtropfen. 2 Köpfe Endiviensalat werden fein geschnitten, evtl. sogar gewiegt, dazu Schnittlauch und reichlich andere Gewürzkräuter, je nach Geschmack, wenn möglich, auch etwas Bohnenkraut. Als Soße zu diesem Salat soll Nr. I (Nr. 23) gegeben werden. Beliebig verzieren mit Gewürzgurken, milchsaurem Blumenkohl, milchsauren Gurken (Dillgurken) und, je nach Jahreszeit, mit Tomatenscheiben. Evtl. mit hartgekochten Eiern oder mit Trüffeln, die man wie folgt bereitet: Man verarbeitet Quark mit Diäsan und Gewürzkräutern zu Kugeln und wälzt sie in fein geraspelten Krumen des Studt-Brotes. Zu diesem Salat passen auch sehr gut die *Trüffeln aus Edelpilzkäse*, den man mit gleichen Teilen Diäsan versetzt hat und, falls erforderlich, durch Zugabe von etwas Schrot oder Haferflocken nachdickt. Nun wälzt man in fein zerriebenen Krumen des Studt-Brotes oder anderer Vollkornbrote und verziert die Salatplatte mit diesen Trüffeln.

23. Salattunke I

100 g Quark, 1 Eßlöffel Milch, 2 Eßlöffel Leinöl sowie der Saft aus einer Zitrone werden innig miteinander verrührt, wenn möglich in einem Mixgerät. Man schmeckt mit Kräutersalz ab. Diese Grundlage kann nun vielseitige Verwendung finden, indem

man sie in festerer Form zu Brotaufstrich, zu Schalkartoffeln oder als Mayonnaise verwendet oder — mit Milch weiter verdünnt — zu Salaten.

Die folgenden Geschmacksvariationen haben sich als besonders günstig erwiesen:

a) Eine fein gewürfelte Gewürzgurke wird daruntergemischt.

b) Schnittlauch wird fein geschnitten dazugegeben.

c) Es wird reichlich Petersilie dazugemengt.

d) Man fügt echten ungarischen Paprika hinzu in Pulverform oder auch die fein gewiegte, rohe Frucht oder Pritamin aus der Dose.

e) Zugabe fein gewiegter Zwiebel ist geeignet.

f) Kombination fein gewiegter Zwiebel mit etwas Knoblauch.

g) Abschmecken mit Senf.

24. Salattunke II

Man verrührt ¹/₂ Tasse Milch mit 1 Eßlöffel schwach vorgewärmtem Sojalin, gibt dazu 2 bis 3 Eßlöffel Tomaten-Catchup oder Eden-Tomatensaft, etwas Schnittlauch, 1 Gewürzgurke oder Dillgurke, gewürfelt, 2 bis 3 Eßlöffel dieses Gurkenessigs; dazu gibt man dann etwas (1 Eßlöffel) Leinöl, verrührt alles gut und mischt die Wildgemüsesalate oder anderen Salate, entsprechend vorbereitet, hinzu.

25. Salattunke III

Die Quark-Leinöl-Mischung wird, wie unter Nr. 23 beschrieben, durchgeführt. Dann fügt man den Saft einer Zitrone und einen Teelöffel Honig hinzu. Diese Grundlage eignet sich besonders für eine Kombination mit Möhren, Äpfeln, Selleriesalat und ähnlichen Zubereitungen. Ebenso zu allen Obstsalaten und zu Flocken, Buchweizen, Reis usw.

26. Salattunke IV

Das Grundrezept der Quark-Leinöl-Mischung gemäß Nr. 23. Dazu wird eine

halbe Banane, gut zerkleinert, gerührt. Man schmeckt dann mit etwas Zitrone und Senf ab. Man kann nun mit Schnittlauch, Gurken usw. weiter zur herzhaften Geschmacksrichtung hin variieren. Sehr gut zu Salaten.

27. Nußmayonnaise (Grundrezept) Salattunke V

Man verrührt Nußmus, etwa Mandelmus oder Haselnußmus, mit Milch, gibt auf 1 Tasse Milch 1 Eßlöffel Nußmus und 1 Eßlöffel Linomel und schmeckt mit Honig oder auch mit Paprika ab.

28. Nußmayonnaise mit Walnußöl

1 Eßlöffel Nußmus wird mit 3 Eßlöffeln Walnußöl verrührt, bis alles gebunden ist. Nun fügt man unter ständigem Rühren den Saft einer halben Zitrone hinzu, anschließend Tomatensaft oder Friate-Apfelsaft. Man kann diese Nußmayonnaise für Rohkostsalate mit Gewürzkräutern, Muskatblüte oder Nelken abschmecken.

29. Pikante Nußmayonnaise mit Mohnöl

Für Frucht- oder Gemüsesalate zu verwenden. 1 Eßlöffel Mandelmus wird mit 3 Eßlöffeln Mohnöl gut verrührt; dann fügt man 1 Eßlöffel Eden-Tomatenmark oder zerkleinerte frische Tomaten hinzu, würzt mit etwas Zitronensaft oder Friate-Apfelsaft und verrührt alles zu einer glatten Mayonnaise. Diese kann für Obstsalate Verwendung finden. Will man Gemüsesalate damit anrichten, so würzt man die vorstehend beschriebene Mayonnaise weiter mit Selleriesalz, fein gehackter Zwiebel, Petersilie oder fein gewiegten, frischen oder pulverisierten Kräutern. Durch Hinzufügen von 1 Teelöffel geriebenem Meerrettich und 1 Eßlöffel fein gehackter Kräutergurke erhält man eine Mayonnaise, die zu Schalkartoffeln ausgezeichnet mundet. In diesem Fall wäre dann evtl. ein gedämpftes Gemüse dazu zu reichen.

IV. Fruchtsalate

Allgemeines

Über Fruchtsalate im einzelnen soll hier wenig geschrieben werden. Man kann dazu alle Früchte verwenden. Grundsätzlich sei gesagt, daß die Früchte so weit wie möglich roh zur Anwendung kommen sollen, nur in einzelnen Ausnahmen, wie z. B. bei Preiselbeeren, ist ein Erwärmen der Beeren zweckmäßig. Zur Bindung der fein gewürfelten verschiedenen Früchte, die man je nach der Jahreszeit auswählen wird, eignet sich immer ein in einem Mixgerät frisch pürierter Apfel, dem man etwas Milch hinzufügen kann. Sehr oft ist es aber auch ratsam, ein Stückchen Sellerie mit zu zerkleinern oder ein kleines Stückchen einer Möhre oder eine Prise Kardamom oder Ingwer mit zu verwenden, am besten mit dem Apfel im Mixgerät zerkleinert. Damit die Fruchtsalate einen höheren Nähr- und Sättigungswert erlangen — dies gilt besonders für den Sommer —, wird geraten, entweder Nüsse oder Mandeln zerkleinert zu verwenden. Bei der Zurichtung der Fruchtsalate kann man nun mit geriebenen Nüssen bestreuen. Von besonders hohem gesundheitlichem Wert und sehr schmackhaft ist die Anwendung des Leinsaat-Nuß-Granulats *Linomel*. Man kann die Fruchtsalate oder entsprechende Zubereitungen mit reichlich Linomel verzieren oder mit einer Schicht dieses Nußgranulates bedecken oder unterschichten (1 Eßlöffel voll). Um den Fruchtsalaten einen höheren Wert zu verleihen, kann man 1 Eßlöffel voll Walnußöl unter den Fruchtsalat mischen. Im allgemeinen wird aber die Verwendung der Nüsse oder Nußöle in dem Umfang, wie es an sich erforderlich wäre, zu teuer sein. Aus diesem und anderen Gründen wird geraten, zu Früchten und Fruchtsalaten die süße Quark-Leinöl-Mischung reichlich mitzuverwenden. Sie kommt genau so zur Anwendung wie die beliebte Schlagsahne, nur ist diese Mischung gesünder und von höherem Nährwert. Die Grundmasse wird wie unter Nr. II, 1 beschrieben hergestellt, mit wenig Honig gesüßt. Als Dekoration auf dieser weißen Grundmasse ist vor allen Dingen fein gemahlener Mohn geeignet, auch die Anwendung von Nüssen, Mandeln und auch des roten Hagebuttenmuses oder verschiedener Geleesorten oder von rohen Früchten. Als Rezepte sollen nur einige Beispiele angegeben werden; die gewandte Hausfrau wird dann leicht weitere Variationen schaffen können.

1. Festlicher Fruchtsalat I

In der Mitte einer flachen Glasschale häuft man bergartig einen Fruchtsalat aus Apfelsinen, Bananen, Orangenscheibchen, den man mit etwas Honig gesüßt und mit dem Saft einer halben Zitrone versetzt hat.
Datteln und Feigen hat man inzwischen in längliche Streifen geschnitten und an vier Stellen der Schale flach angelegt bis zum Rand. Den Zwischenraum füllt man nun mit der weißen Quarkcreme, die schwach mit Honig gesüßt ist. Diese Quarkcreme kann man je nach Wunsch auch mit Haferflocken, Weizenflocken, Puffreis oder auch mit Trockenmilchpulver verdicken. Das Ganze wird nun mit Nüssen, Datteln, Feigen oder je nach Jahreszeit mit Beerenfrüchten verziert.

2. Festschale II

Äpfel- und Birnenscheiben werden mit Fruchtsaft übergossen. Man kann auch Rosinen, Korinthen, die man vorher in Fruchtsaft geweicht hat, dazwischenlegen. Nun wird das Ganze in der Schale in der

Mitte bergartig angehäuft. Man umlegt mit 1 bis 2 Reihen weißer oder blauer Weinbeeren oder, je nach Jahreszeit, roter Beeren, wie sie zur Verfügung stehen. Ausgezeichnet schmecken auch in dieser Kombination schwarze Johannisbeeren. Sodann legt man um diese Früchte einen Kranz trockener Flocken, Haferflocken, Weizenflocken, Reisflocken und garniert das Ganze unter Anwendung von viel Quark, den man süß abgeschmeckt hat, und je nach Geschmack mit etwas fein gemahlenem Kardamom oder Ingwer variiert. Man steckt in diese Quarkcreme einige Stückchen Studt-Brot und Vollkornwaffeln oder Ingwerkekse.

Für Kinder und auch für Erwachsene bietet diese Festschale als Nachtisch eine interessante Überraschung.

3. Festschale III

Man kann das Arrangement dieser Nachspeise auch in der Weise variieren, daß man in die Mitte einer großen Schale eine Halbkugel aus Weizen-, Hafer- oder Reisflocken gibt oder verschiedene Flocken kombiniert oder Puffreis anwendet und dann die Flocken mit einem Kranz geriebener Äpfel, die mit Nüssen, mit etwas Zucker und Zimt, mit Ingwer oder mit Hagebuttenmus abgeschmeckt sind, umgibt. Zum Schluß kann man noch mit Fruchtstückchen oder Beeren verzieren und die gesamte Schale mit Quarkcreme vollenden. Bestreuen mit Linomel erhöht Schönheit und Wert der Festschale.

4. Fruchtsalat, süß-pikante Variation auf indische Art

Ananas und Orangen werden in feine Scheibchen geschnitten und mit wenig Salzwasser übergossen. Man läßt so eine Stunde ziehen. Dann gibt man die süße Quarkcreme hinzu, die mit etwas Zitronensaft und mit reichlich Ingwer und Zimt abgeschmeckt ist. Die Quarkcreme (Nr. III, 25) wird am besten über die Früchte geschichtet.

5. Fruchtsalat, türkische Art

Man schneidet zwei Teile Tomaten, einen Teil Bananen und einen Teil eines süßsäuerlichen Apfels in feine Scheiben, fügt den Saft 1 Zitrone hinzu und überschichtet mit der Quark-Leinöl-Creme (Nr. III, 25), die nur mit etwas Zitronensaft abgeschmeckt wurde. Man reicht dazu Knäckebrot oder Studt-Brot. Diese Speise ist zur Abendmahlzeit geeignet.

6. Pikanter Fruchtsalat

Äpfel, Bananen, Orangen, 1 Stückchen Ananas werden mit der Salattunke I oder II (Nr. III, 23 oder 24) vermengt. Man garniert diesen pikanten Fruchtsalat mit etwas grünem Salat, Puffreis oder Linomel.

7. Fruchtsalat, serbische Art

4 große Äpfel werden in Scheiben geschnitten, 1 große Zwiebel wird püriert oder fein gewiegt und 1 bis 2 Kräutergurken (Eden) werden fein gewürfelt und zum Teil fein gewiegt. 1 Banane wird in Scheiben geschnitten, sodann vermischt man das ganze mit dem Saft einer Zitrone und fügt zum Schluß Salattunke (Nr. III, 23) hinzu. Am besten wie dort angegeben zubereitet und dann mit Paprika gewürzt.

V. Kartoffeln

Die Zubereitung der Kartoffeln wird im Rahmen dieser Kostform im allgemeinen sehr einfach durchgeführt. Grundsätzlich werden Schalkartoffeln, die sauber gebürstet wurden, benutzt. Das Kochen der geschälten Kartoffeln, deren Wasser womöglich noch fortgegossen wird, sollte grundsätzlich abgeschafft werden. Die Schalkartoffeln können fast zu jedem Salat und zu jedem Gemüse gereicht werden. Bei uns ist es üblich, daß sie auch mit der Schale gegessen werden. Die Kombination mit verschiedenen Mehlsoßen schaltet grundsätzlich aus. Hin und wieder kann eine Sojasoße, gegebenenfalls unter Mitverwendung des Sojalin, gereicht werden. Man sollte sich immer stärker daran gewöhnen, daß Soßen zu Kartoffel-Gemüse-Gerichten überflüssig sind, da sie meistens durch unnötiges Erhitzen und Rösten oder durch Verwendung des überflüssigen Mehles zubereitet werden. Man geht am besten in der Weise vor, daß man zu jeder Mahlzeit ein Kännchen mit frischem, kaltgepreßtem Leinöl auf den Tisch gibt. Zusätzlich läßt sich die japanische Sojawürze Shoju ausgezeichnet verwenden. In unserem Kurhaus war es allgemein üblich, daß jeder sich bei den Kartoffelgerichten dieser beiden Zutaten selbständig je nach Geschmack bediente. Wir konnten feststellen, daß sich alle Teilnehmer sehr bald an das Leinöl in Verbindung mit Schalkartoffeln gewöhnten und von Tag zu Tag reichlicher von diesem köstlichen „Beiguß" nahmen.

Aus diesem Grunde werden in diesem Rahmen die zahlreichen Rezepte über Kartoffelschmarren und ähnliche Zubereitungen nicht mitgeteilt. — Auch dem schwachen Magen bekommen diese Schalkartoffeln sehr gut, wenn man sie mit der Gabel zerkleinert und dann etwas von der Quark-Leinöl-Speise darunter zieht. Die übrigen Variationen möge man anderen Kochbüchern entnehmen. Grundsätzlich sei hier mitgeteilt, daß auch bei der Zubereitung der einfachen Bratkartoffeln die richtige Verwendung der Fette von Bedeutung ist.

1. Bratkartoffeln

Man gibt wenig Kokosfett in die Pfanne und erwärmt bis zum Zerfließen des Fettes. Dann gibt man die vorbereiteten gekochten oder rohen Kartoffeln hinein. Nach kurzem Erhitzen und fleißigem Wenden gibt man gleichzeitig die kleingewürfelten Zwiebeln und einige Eßlöffel Diäsan über die Kartoffeln. So werden die Bratkartoffeln bekömmlich und das Fett bleibt trotz der Erwärmung unverändert leicht verdaulich. Will man die so hergestellten Bratkartoffeln geschmacklich etwas variieren, so kann man dies erreichen, indem man mit dem Diäsan noch etwas Sojalin hinzufügt; gleichzeitig, aber ohne Anwendung von Sojalin, läßt sich auch durch Zugabe von Eden-Tomatenmark oder Eden-Tomatensaft eine neue Geschmacksvariation erreichen.

2. Béchamelkartoffeln

In der Schale gekochte Kartoffeln werden noch heiß geschält, in Scheiben geschnitten und mit der unter Nr. VIII, 8 beschriebenen Béchamelsoße vermischt. Dieses Gericht kann mit Muskatblüte abgeschmeckt werden. Besonders ansehnlich und schmackhaft werden die Béchamelkartoffeln, wenn man, unmittelbar bevor man das Gericht zu Tisch gibt, noch einen Eßlöffel Diäsan über den Kartoffeln zerschmelzen läßt. Das Gericht bekommt so einen appetitanregenden Glanz und schmeckt besser.

3. Diätkartoffelsalat

Kartoffelbrei wird mit heißer Senfsoße innig vermischt, dann läßt man gut durchziehen und erkalten. Die gesamte Masse muß dann von fester Konsistenz sein. Anschließend wird sie, bevor man das Gericht zu Tisch gibt, in feine Stücke zerschnitten und mit wenig Salatsoße I (Nr. III, 23) verrührt. Zum Schluß kann man etwas verschmolzenes Diäsan über die Kartoffeln geben. So erhalten sie einen ansehnlichen Glanz. Die Schüssel wird mit Petersiliensträußchen verziert. Dieses Kartoffelsalatgericht wird auch von Magenschwachen oder Magenkranken ausgezeichnet vertragen.

4. Paprikakartoffeln

Die Schalkartoffeln werden noch heiß geschält, in Scheiben zerschnitten und dann unmittelbar anschließend mit der unter Nr. III, 23 beschriebenen Paprikasoße verrührt. Man kann Gewürz- oder Dillgurken, fein gewiegt, bereits unter die Soße mischen, andererseits schmecken Paprikakartoffeln auch ausgezeichnet, wenn man die Gurken als ganze Gurken oder in fein zerteilten Streifen dazureicht.

5. Pilzkartoffeln

500 g Schalkartoffeln werden von der Schale befreit, in Scheiben geschnitten und in einer Emailpfanne mit 1 Eßlöffel Sojalin kurz erwärmt, sodann fügt man 1 bis 2 Eßlöffel Pilzhaschee hinzu, einige fein gehackte Zwiebeln, füllt mit Gemüsewasser oder mit Tomatensaft oder gegebenenfalls mit Wasser auf, läßt kurz aufwallen, nimmt vom Feuer und vollendet die Speise durch 1 bis 2 Eßlöffel Diäsan. Als Beilage reicht man einen grünen Salat, im Winter Chicoréesalat.

6. Eintopf mit Sellerie und Äpfeln

Zwei Pfund Kartoffeln werden in der Schale gedämpft, geschält und in Würfel geschnitten. Die Sellerieknolle wird geschält, zubereitet und gewürfelt, desglei-

chen verarbeitet man die Äpfel (nicht schälen). In einen Topf gibt man etwas Kokosfett, bringt dieses in der Wärme zum Schmelzen. Sodann schichtet man derart übereinander, daß zunächst unten die Sellerieknolle eingefügt wird, anschließend etwa 1 Pfund zerkleinerte Zwiebeln, darüber die Äpfel und darüber die Kartoffeln. So fährt man fort, so daß jede Lage zweimal eingefüllt wird. Nun streut man 1 Eßlöffel Kümmel über die ganze Masse, begießt mit einer Flasche Tomatensaft und dämpft etwa 15 Minuten. Zum Schluß gibt man 2 bis 3 Eßlöffel Diäsan über das gesamte Gericht und serviert sofort.

7. Eintopf mit Weißkohl

1 Pfund Weißkohl, 2 Pfund frische Tomaten oder eine Dose Tomatenmark, 1 Pfund frische Pilze oder 50 g getrocknete und aufgeweichte Pilze, 1 Pfund Zwiebeln, zerkleinert, eine Sellerieknolle, 2 Pfund Kartoffeln, 2 bis 3 Eßlöffel Shoju werden, gut zerkleinert, untereinander gemischt. In einem Emailtopf läßt man etwa 1 Eßlöffel voll Kokosfett in der Wärme schmelzen, füllt die Mischung hinein und dämpft das ganze Gericht 20 Minuten, wenn man rohe Kartoffeln verwendet hat, andernfalls genügen 15 Minuten. Zum Schluß würzt man mit etwas Selleriesalz, Kümmel und rundet mit reichlich Diäsan ab.

8. Rosenkohleintopf

1 Pfund Rosenkohl, 1 Pfund Mohrrüben, gestiftelt, 1 Pfund Tomaten oder 2 Eßlöffel Tomatenmark, 1/4 Pfund Zwiebeln, 2 Pfund Kartoffeln mischt man, vorbereitet, untereinander. In dem Topf bringt man etwas Kokosfett zum Schmelzen, füllt dann die Gemüsemischung hinein und dämpft 30 Minuten. Wenn vorhanden, gibt man 1/2 Liter Gemüsebrühe während des Dämpfens nach, im anderen Falle muß man mit Wasser auffüllen. Nach dem Garen gibt man 3 bis 4 Eßlöffel Diäsan über das Gericht. Man kann zweckmäßigerweise mit Shoju würzen.

VI. Gemüse

Bei der Zubereitung der gedämpften Gemüse ist nicht viel Besonderes zu beachten. Da Gemüse, das roh ist, lebt und atmet, bevorzugt wird, soll so viel wie möglich roh gereicht werden. Gedämpfte Gemüse schaffen aber hin und wieder angenehme Abwechslung. Die Verwendung von Mehl oder Kartoffelmehl als Bindemittel wird als absolut überflüssig angesehen, ist auch vom gesundheitlichen Standpunkt nicht zu befürworten. Man sollte, wenn eben möglich, das Gemüse unter Verwendung von wenig Wasser dämpfen. Gut geeignet sind dazu die Etagendampftöpfe, bei denen man dann den geringen Anteil an Gemüsesud bei der Zubereitung gut verwenden kann. Man verfährt dann so, daß man diese Gemüsebrühe durch Hinzufügen von Gewürzkräutern, gegebenenfalls Steinpilzpaste, Pilzhaschee, Sojalin, abschmeckt und durch Zugabe von einigen Eßlöffeln voll Diäsan abrundet. Diese so hergestellte herzhafte Gemüsebrühe verwendet man dann zum Anrichten der gedämpften Gemüse oder auch bei der Zubereitung von Salaten.

Steht ein Etagendampftopf nicht zur Verfügung, so verfährt man am besten so, daß man etwas Kokosfett und Wasser in den Topf gibt und den Deckel zum Dämpfen der Gemüse gut verschließt. Zweckmäßig ist die Methode, einen Bogen Pergamentpapier unter den Deckel über den Topf zu legen. Auf diese Weise wird der Dampf besser im Topf behalten und die Gemüsesorten behalten besser ihr Aroma. Beim Anrichten der so gegarten Gemüse verwendet man dann wieder Diäsan.

1. Mixed Pickles, moderne Art

Außer dem milchsauren Blumenkohl (Eden), sauer eingelegten Perlzwiebeln, Dillgurken oder auch Gewürzgurken verwendet man je nach Jahreszeit Zuckererbsen, roh, Karotten, halb weich gekocht, halb ausgereifte Maiskolben, roh, Wachsbohnen, eben heiß abgebrüht oder ganz roh, vermischt das Ganze und schmeckt mit Gewürzkräutern unter Anwendung von etwas Paprika, Salz, Pfeffer, gestoßenem Ingwer gut ab. Diese Mischung ist in den verschiedenen Variationen zu jeder Zeit herstellbar und schnell herzurichten. Sie eignet sich als Beilage in Form von Gemüse zu Kartoffeln oder in Verbindung mit kalten Platten zum Abendbrot.

2. Rührei mit Erbsen in Muscheln

Junge Erbsen werden in Salzwasser gedämpft, abgetropft und mit Diäsan gefettet, sodann bereitet man aus 4 Eiern Rührei, würzt es pikant mit Gewürzkräutern, die fein gewiegt sind, und gibt zwei würflig geschnittene Tomaten darunter. Die Erbsen, die zu gegebener Jahreszeit auch roh zur Anwendung kommen können, und das Rührei werden gemischt, in Muscheln gefällig angerichtet und mit grünen Zuckererbsen und Tomatenscheiben serviert.

3. Zwiebelsalat

Ein Pfund Zwiebeln wird in feine Scheiben geschnitten und mit Leinöl übergossen, bis die Zwiebeln gut durchtränkt sind. Nun läßt man auf dem Wasserbad (Topf mit kochendem Wasser, mit umgekehrtem Deckel bedeckt) kurz etwas garen. So läßt man die Mischung einige Stunden ziehen, sodann schneidet man 1 Pfund Tomaten in Scheiben, schichtet darüber und schmeckt das Ganze mit Salattunke (Nr. III, 23) ab. Zu diesem Salat schmeckt eine pikant abgeschmeckte Würzung mit Paprika gut.

4. Zwiebelauflauf

Zu $^3/_4$ Pfund Zwiebeln wird $^1/_4$ Pfund rohe Kartoffeln verwendet. Die Zwiebeln werden gesäubert und geviertelt (nicht in Scheiben geschnitten). Die geschälten, rohen Kartoffeln werden geschnitzelt oder grob geschabt. Die Auflaufform wird mit Kokosfett gut und in dicker Lage gefettet. Der Boden der Auflaufform wird mit diesen Kartoffelschnitzeln ausgelegt, sodann schichtet man darüber eine Lage der Zwiebelschicht, dann wieder eine Lage der rohen Kartoffelschnitzel, wieder eine Lage der Zwiebelschicht und bedeckt das Ganze dünn mit der Kartoffelschicht. In einem Mixgerät mischt man nun 1 bis 2 gekochte Kartoffeln, 1 bis 2 Eier und Milch innig durch, so daß eine dünnflüssige Masse entsteht, und gießt diese in die Auflaufform. Man überbäckt in der Bratröhre etwa 20 bis 30 Minuten und begießt das Ganze unmittelbar, nachdem man den Auflauf aus der Röhre genommen hat, mit Leinöl. Man serviert noch heiß. Sehr gerne wird dazu ein Becher einfacher roher Milch gereicht. Ein sehr gesundes, nahrhaftes Gericht, das von jedem vertragen wird.

5. Brennessel als Gemüse

Man kann die Brennesseln, bei denen man die zarten Köpfe verwendet, wie Spinat zubereiten. Jedoch sei grundsätzlich darauf hingewiesen, daß das Gemüsewasser nicht fortgegossen wird. Man kann sämtliche Gemüsesorten mit wenig Wasser gardämpfen und das Wasser bei der Zubereitung der Soße mitverwenden. Bei Brennesseln kann man derart vorgehen, daß die Brennesseln wie Spinat gargedämpft werden und dann im Fleischwolf oder im Mixgerät vollständig zerkleinert werden. Das Gardämpfen der Gemüse erfolgt in der Weise, daß man einen Stich Kokosfett in den Topf gibt, dann wenig Wasser hinzufügt und den Topf mit einem Deckel gut verschließt. Nachdem das Gemüse zerkleinert und mit Salz abgeschmeckt ist, gibt man 1 bis 2 Eßlöffel Diäsan hinzu.

Das Brennesselgemüse schmeckt ausgezeichnet, wenn man es zu gleichen Teilen mit dem ebenfalls wild vorkommenden Giersch oder Dreiblatt kombiniert. Es sei besonders darauf hingewiesen, daß bei Verwendung der Wildgemüse oft der etwas herbe Geschmack als störend empfunden wird. Durch Zugabe von reichlich Diäsan nach dem Gardämpfen der Gemüse werden diese Gerichte sehr milde und schmackhaft.

Bei den Zubereitungen der gedämpften Gemüsesorten wurde im allgemeinen angegeben, daß die Gemüse zweckmäßig mit wenig Wasser und unter Zugabe von etwas Kokosfett gedämpft werden sollen. Die Hauptmenge des notwendigen Fettes soll erst zuletzt unmittelbar vor dem Anrichten in Form von Diäsan zugegeben werden. Hat man einen Etagendampftopf zur Verfügung, so kann man in diesem die Gemüse unter Verwendung von sehr wenig Wasser gardämpfen. Es erübrigt sich dann die Zugabe von Kokosfett, und man kann die in Dampf gegarten Gemüse nachträglich mit Diäsan oder einer Diäsan-Sojalin-Tunke zubereiten.

6. Rotkraut, gedämpft

In einer Emailpfanne läßt man ein walnußgroßes Stück Kokosfett zerschmelzen. Darauf fügt man das fein geschnittene Rotkraut hinzu und füllt mit einem Weinglas voll Wasser auf. Dann gibt man den Saft einer Zitrone oder etwas Apfelfriate hinzu und läßt zugedeckt gardämpfen. Evtl. mit etwas heißem Wasser auffüllen. Zum Schluß wird das Gericht durch Zugabe von 1 bis 2 Eßlöffel Diäsan vollendet. Das Diäsan wird nicht mehr erhitzt, sondern unmittelbar vor dem Anrichten hinzugegeben.

7. Möhren, gedämpft

Die gestiftelten Möhren werden in einer Emailpfanne mit wenig Wasser und einem walnußgroßen Stück Kokosfett versetzt. Dann läßt man zugedeckt garen. Nachdem die Möhren gargedämpft sind, nimmt man vom Feuer, versetzt eventuell mit wenig Zitronensaft und gibt 1 bis 2 Eßlöffel Diäsan über das Gemüse. Je nach Geschmack kann man mit natürlichen, rohen Kräutern abschmecken. Zu Möhren paßt sehr gut Petersilie oder Gundermann, fein gewiegt.

8. Grüne Bohnen, gedämpft

Die halbierten oder geschnipselten grünen Bohnen werden in wenig Wasser mit einem Stich Kokosfett gargemacht. Ist das Wasser verdunstet und die nötige Gare erreicht, so dürfen 1 bis 2 Eßlöffel Diäsan über das Gemüse gegeben werden. Man läßt kurz zerschmelzen und nimmt vom Feuer. Nun wird das Gemüse, gut verrührt, mit etwas Zitronensaft abgeschmeckt. Unmittelbar bevor man das Gemüse zu Tisch gibt, wird noch ein Stich Diäsan über das Gericht gegeben; so wird das Gericht verfeinert. Man kann mit wenig Bohnenkraut nachwürzen. Je mehr rohe Gewürzkräuter zum Abschmecken benutzt werden, um so weniger Salz wird zum Abschmecken der Gemüse benötigt!

9. Ein Linsengericht moderner Art

Man kocht die Linsen wie üblich zu einer Linsensuppe, der man einige Kartoffeln, kleingeschnitten, hinzugefügt hat, schmeckt die Linsensuppe durch Zugabe von reichlich Diäsan, etwas Shoju-Gewürz und Paprika ab. Zum Schluß gibt man Sauerkraut, unmittelbar der Dose entnommen und kurzgeschnitten, in dieses Linsengericht. Man kann derart verfahren, daß man das Sauerkraut noch ganz kurz mit aufwallen läßt. Andererseits ist dieses Gericht auch sehr schmackhaft, wenn man die Linsensuppe als solche zu Tisch gibt und dann eine Schale mit Sauerkraut, verziert mit milchsaurem Blumenkohl und milchsauren Gurken, zu Tisch gibt, so daß jeder sich diese rohen Gemüsesorten selber je nach Geschmack in diese Linsensuppe geben kann. Schmeckt ausgezeichnet, ist gesund und bekömmlich.

10. Porree in Weißwein

Ein Dutzend sehr dicke Porreestangen sehr gut waschen, das harte Grün entfernen, die hellen Teile in gleich lange Stücke schneiden, mit 30 g Diäsan, einem Glas Weißwein, einem Glas Wasser und etwas Salz etwa 30 Minuten dämpfen. Alle Flüssigkeit muß aufgesogen sein. Vorsichtig aus dem Topf nehmen und die Stangen auf einer länglichen Platte anrichten. Mit etwas flüssig gemachtem Diäsan, in das man etwas Paprika gegeben hat, übergießen. Man kann auch in das flüssig gemachte Diäsan etwas Tomaten-Catchup rühren und diese Tunke über die Porreestangen geben.
Reste von Porree in Weißwein sind sehr gut zu einem Auflauf zu verwenden. Kartoffelpüree und Gemüse schichtenweise in einer Auflaufform anrichten, darüber Diäsanflöckchen geben und im Ofen kurz überbacken.

VII. Maronen, Buchweizen, Hirse, Schrot, Leinsaat

Die Verwendung der Haferflocken wird befürwortet, insbesondere zu dem morgendlichen Muesli. Allgemein sollte man Wert legen auf Verwendung der ganzen Frucht. Es wird daher der Verwendung von Maronenbrei, Reisbrei, Sojaflocken Raum gewährt, während auf die Zubereitung der üblichen fermentarmen, kohlehydratreichen Mehlspeisen nicht mehr eingegangen wird.

Die Verwendung der Mehlspeisen in Form von Nudeln, Gries und anderen kohlehydratreichen Zubereitungen nimmt in unserer Ernährung einen viel zu breiten Raum ein. Dies beeinflußt die gesamte Ernährungslage ungünstig. Diese Verlagerung ist darauf zurückzuführen, daß die Industrie mit der Verfeinerung und küchenfertigen Zubereitung dieser Waren andere, wertvollere Nahrungsmittel aus dem Programm der Küche verdrängt hat. In diesem Sinne soll vor allen Dingen die gute alte Buchweizengrütze genannt werden. Sie ist von hohem gesundheitlichem Wert, leicht bekömmlich, nahrhaft, gut sättigend und preiswert. Auch ist die Verwendung des Buchweizens in unserer schnellebigen Zeit empfehlenswert, da die Zubereitung nicht länger als 3 bis 5 Minuten Zeit in Anspruch nimmt.

Die Verwendung des vollen Kornes, wie es im Schrot oder in den verschiedenen Flocken, die im Raume der Reform angeboten werden, vorliegt, ist empfehlenswert. Allerdings sei darauf hingewiesen, daß der Röstprozeß, dem die Knusperflocken unterworfen werden, den Gehalt an den Lipoiden vermindert. Sie sind gerade im Korn so wichtig und werden in unserer gesamten Ernährungslage dringend benötigt. Bei dem Röstprozeß — der ja der Haltbarmachung dient — werden sie weitgehend inaktiviert. Wenn man eine an sich fermentreiche Kost genießt, kann man hin und wieder ein paar Knusperflocken mit verwenden. Im übrigen sollte man sich lieber des Vollkornschrotes bedienen.

1. Kastanien (Maronen)

Die Kastanien finden in der Küche vielseitige Verwendung, sowohl zu süßen als zu herzhaften Speisen. Hier seien nur einige Möglichkeiten mitgeteilt.

Man schneidet die Kastanien oben ein und läßt sie auf einem Backblech in der Röhre durchrösten; dadurch springt die Haut, und die Kastanien lassen sich schälen. Man nimmt sowohl die äußere wie auch die innere Haut ab, so daß sie ganz hell sind, und kocht sie dann in etwas Wasser weich.

Bei allen Zubereitungen unter Verwendung von Kastanienbrei läßt sich dieser sowohl in geschmacklicher Hinsicht als auch in seinem Wert dadurch vollenden, daß man 1 bis 2 Eßlöffel voll Walnußöl unter den Brei mischt.

Bei herzhaften Zubereitungen kann für denselben Zweck kurz verflüssigtes Diäsan verwandt werden.

Auch eine Vermengung mit 30 bis 50 Prozent Linomel ist zur süßen Speise in Verbindung mit Früchten sehr geeignet.

2. Kastanienbrei

500 g Kastanien werden angekerbt in der Röhre kurz angeröstet und dann von der Haut befreit und in Wasser weichgekocht, sodann streicht man sie durch ein Sieb oder gibt sie durch ein Mixgerät. Man kann sie anschließend durch Zugabe von einigen Stückchen Diäsan und Gewürzen zu einem herzhaften Brei zubereiten, der dann als Beilage zu Gemüse- und Kartoffelgerichten gegeben wird.

3. Kastaniencreme, süß

Der Kastanienbrei, zunächst wie oben zubereitet, kann auch in der süßen Form abgeschmeckt gereicht werden. Er wird dann zunächst mit wenig Milch verrührt und mit Zimt, Ingwer und anderen Gewürzen abgeschmeckt. Ausgezeichnet schmeckt diese Kastaniencreme, indem man zunächst aus den pürierten Kastanien durch Zugabe von wenig Milch einen festen Brei herstellt, sodann reicht man diesen Kastanienbrei schön arrangiert in Schälchen oder, mit der Sterntüte garniert, in Verbindung mit den süßen Quarkcreme-Speisen (Nr. III, 25, 26, 27). In dieser Form ist die Kastaniencreme-Speise geeignet, in Verbindung mit Früchten eine Abendmahlzeit zu liefern.

4. Kastaniensoße, pikant

250 g Kastanien werden eingekerbt, geröstet, gekocht und zum Brei zubereitet. Anschließend fügt man einen frisch pürierten oder geriebenen Apfel, etwas Zitronenschale, etwas Zitronensaft, ein wenig Salz hinzu und schmeckt mit Ingwerpulver ab. Zum Schluß zieht man noch einen Eßlöffel der süßen Quarkcreme, die mit ganz wenig Honig abgeschmeckt wurde, darunter. Diese süß-pikante Kastaniensoße kann man verwenden, um sie zum Reisrand, zu Buchweizengerichten, zu Nudelgerichten zu reichen.

5. Kastanien mit Äpfeln

Der Kastanienbrei wird wie unter Nr. 2 beschrieben hergestellt, mit wenig Milch und gegebenenfalls mit einem Eßlöffel der süßen Quarkcreme (III, 25) zubereitet. Sodann reicht man diesen mit frisch pürierten, rohen Äpfeln. Als Abendbrot geeignet.

6. Herzhafter Maronenpudding

Ein Pfund Maronen (Eßkastanien) 10 Minuten in Wasser kochen. (Die Schale der Maronen vorher kreuzweise einschneiden.) Schälen. Die Haut entfernen, mit einem achtel Liter Brühe weichkochen und durch ein Sieb geben oder in einem Mixgerät pürieren. Eine feingeschnittene Zwiebel in 80 g Kokosfett hellgelb rösten, in den Kastanienbrei geben, dann 4 Eigelb und 60 g Semmelbrösel, oder besser Linomel, hinzufügen. Mit Salz, Pfeffer, Paprika und Muskatnuß abschmecken. Schnee von 4 Eiweiß unterziehen. In eine mit Diäsan gefettete, mit Semmelmehl ausgestreute Form füllen und etwa $1\frac{1}{4}$ Stunden im Wasserbad dämpfen. Stürzen und mit Kräuter- oder Tomatensoße, die mit Diäsan gefettet ist, zu Tisch geben.

7. Maronenspeise mit süßer Beigabe

Die Maronen werden zunächst, wie im vorstehenden Rezept beschrieben, zu einem feinen Brei verarbeitet. Diesen kann man unbehandelt, in verschiedener Form serviert, mit süßen Zubereitungen reichen.

a) Man füllt die Maronenmasse in Muscheln und garniert mit Quark-Leinöl-Speise (nach Nr. III, 25, 26 oder 27 hergestellt) und verziert gegebenenfalls mit Fruchtstückchen, mit gemahlenen Nüssen, mit Rosinen, zerkleinerten Datteln u. a.

b) Man reicht die Maronenmasse wie unter 1 beschrieben und gibt dazu rohe Früchte, entweder als Fruchtsalat, z. B. Nr. IV, 1—7, oder Äpfel, im Mixgerät püriert oder auf der Reibe fein gerieben und dann mit anderen Früchten geschmacklich variiert. Im Winter kann man dazu Feigen, Datteln, Rosinen, Bananen, Apfelsinen verwenden. Im Sommer wählt man der Jahreszeit entsprechend Beerenfrüchte, Steinobst u. a.

8. Weizenpudding mit Backpflaumen

500 g Weizenkörner, 250 g Backpflaumen, 20 bis 30 g Honig, $\frac{1}{2}$ Liter Milch werden benötigt. Der Weizen wird ein bis zwei Tage lang in Wasser eingeweicht, sodann gekocht und durch den Wolf gegeben. Die Pflaumen werden 12 Stunden vorher eingeweicht und dann mit dem Einweichwasser zu dem Weizenbrei hinzugefügt. Der Brei wird mit Zucker, evtl. mit etwas Honig und abgeriebener Zitronenschale und einer Prise Salz, mit Milch oder mit Quarkcreme gemischt (Nr. III, 25, 26, 27) gereicht. Weitere Rezepte für die Verwendung des Getreideschrotes als Trocken-

schrot oder als Getreidebrei findet man in dem Kochbuch „Die moderne Ernährung" von Dr. Gertrud Schmidt. Es sei hier darauf verzichtet, die zahlreich zur Verfügung stehenden Rezepte zu wiederholen. Es handelt sich hier lediglich darum, daß die Anwendung von Sahne, die dort wiederholt in Verbindung mit Weizenpudding oder mit Flocken empfohlen wird, besser durch eine Quark-Leinöl-Creme, gegebenenfalls mit etwas Dickmilch verdünnt, zu ersetzen ist. Diese Beigabe ist von größerem gesundheitlichem Wert als Sahne.

9. Gefüllter Nudelring

350 g Bandnudeln (Vollkorn oder Sojanudeln) werden in 1¹/₂ Liter kochenden Wassers gegeben und zum Garen gebracht, dann läßt man über einem Sieb abtropfen, in gut mit Diäsan gefettete Ringform füllen und 10 Minuten in der Bratröhre überbacken und auf eine vorgewärmte Platte stürzen. In den Ring füllt man nun Tomatenscheiben, Petersiliensträußchen, milchsauren Blumenkohl, fein gewiegte Gewürzgurken oder Dillgurken und übergießt den Inhalt mit vorgewärmtem Diäsan oder mit verflüssigtem Sojalin oder mit der Salattunke Nr. I oder Nr. II (Nr. III, 23). Man kann diese Füllung auch vor dem erneuten Überbacken in den Ring legen, mit Steinpilzspeise oder Pilzhaschee überhäufen und anschließend mit einem Eßlöffel Diäsan abrunden. Stehen frische Tomaten nicht zur Verfügung, so läßt sich Eden-Tomatenmark oder Tomatensaft mitverwenden. Ausgezeichnet sind auch zur Füllung verschiedene Gemüsesorten geeignet, so Porreegemüse, das nicht mit Mehl gebunden wird, sondern nur mit Diäsan gefettet wurde. Auch Salat aus frischen Paprikaschoten ist in dieser Kombination sehr geeignet, besonders, wenn er mit der Quark-Leinöl-Soße reichlich gebunden ist.

10. Buchweizenring

200 g Buchweizen werden in 1 Liter kochendes, schwach gesalzenes Wasser gegeben. Man läßt 3 Minuten aufwallen und stellt dann zum Nachquellen auf die Seite. Anschließend gibt man 1 bis 2 Eßlöffel

Diäsan durch den Buchweizen, evtl. noch einen Teelöffel voll Sojalin, rührt das Ganze noch handwarm gut durch und füllt es in eine gut gefettete Kranzform, stellt noch einmal in die Backröhre, läßt 5 bis 10 Minuten überbacken und stürzt auf eine vorgewärmte Platte. In diesem Kranz kann man nun die verschiedenen Füllungen, die im Rezept für den Nudelkranz angegeben wurden, verwenden (s. dazu Nr. 5, III, 23 und 24).

Man kann den Buchweizenring ganz analog in Verbindung mit süßen Speisen oder pürierten Früchten oder frischem Obst reichen. Man verwendet dann an Stelle des schwach gewürzten Wassers mit Honig vorgesüßtes Wasser (s. dazu Nr. III, 25, 26 und 27).

11. Flammeri von Buchweizengrütze

Man schüttet 125 g Buchweizengrütze in einen Liter kochende Milch, gibt etwas Zitronenschale, Zimt oder Vanillestange hinzu, evtl. 1 Löffel gehackte bittere Mandeln, süßt mit etwas Honig und rundet unter Zugabe von 100 g Diäsan ab. Läßt das Ganze höchstens 3 Minuten aufwallen und zieht vom Feuer, läßt den Brei zum Ausquellen stehen. Nach mäßigem Erkalten zieht man 2 Eiweiß, die zu steifem Schnee geschlagen wurden, und das Eigelb unter die Masse und füllt in eine ungespülte kalte Form. Nach dem Erkalten stürzt man den Flammeri und serviert mit Milch oder Weinschaumsoße oder mit pürierten Früchten. Als Abendbrot geeignet oder als Nachtisch.

12. Flammeri von Hirse

Nach demselben Rezept, wie man vorstehend die Buchweizengrütze bereitet hat, läßt sich auch ein Flammeri von Hirse bereiten, indem man 125 g Hirse in kochendem Wasser aufwallt.

13. Apfelsülze von Agar-Agar

Zur Abwechslung kann man die verschiedensten Früchte in einer Agar-Agar-Zubereitung reichen; 7 bis 8 g Agar-Agar werden in ¹/₄ Liter Wasser eingeweicht. Nach etwa 10 Minuten läßt man kurz aufwallen und füllt nach dem Durchsieben in ½ Liter roh geriebener Äpfel, läßt etwas abkühlen und füllt in die Schälchen. Nach dem Abkühlen und Erkalten kann man diese Geleezubereitung mit der Quark-Leinöl-Creme überschichten oder verzieren und zum Abschluß mit verschiedenen Früchten, Nüssen, Pinienkernen oder Geleetüpfelchen verzieren.

14. Pudding aus Reis und Pflaumen

60 g Reis werden mit einer Tasse Wasser, mit Honig oder Zucker gesüßt, gargekocht. 1 Pfund Pflaumen, frisch oder getrocknet, dann in Wasser oder besser in Saft geweicht, abtropfen lassen und mit dem Reis zusammen abwechselnd in eine Puddingform legen. 4 bis 5 Stangen Agar-Agar in kaltem Wasser weichen und über Dampf lösen, mit dem Pflaumensaft vermischen und bis auf einen kleinen Rest über den Reis geben. Rest zum Gelieren kaltstellen. Wenn der Reispudding kalt geworden ist, stürzen, mit 50 g gehäuteten Mandeln garnieren. Übriggebliebene Pflaumen und Rest der Geleemasse beim Anrichten verwenden. Mit der süßen Quarkcreme gemäß Nr. II verzieren. Man kann statt Pflaumen auch andere Früchte verwenden, z. B. Orangen, in Scheiben geschnitten; den frischen Saft in den Agargelee geben.

15. Buchweizenpudding mit Früchten

Statt Reis kann man zu dem vorstehend beschriebenen Gericht ausgezeichnet Buchweizen verwenden.

16. Brätlinge

Die Brätlinge werden in der Weise zubereitet, daß man mit der Hand aus der vorbereiteten Masse flache Brätlinge formt. In einer Emailpfanne erhitzt man Kokosfett und gibt die so geformten Brätlinge in das heiße Fett. Man bedeckt, damit die Brätlinge trotz kurzer Backzeit gut durchbacken werden, wendet fleißig, damit die Bräunung nicht zu stark erfolgt. Man gibt die Brätlinge heiß auf die Platte und beträufelt nun mit 1 bis 2 Eßlöffeln Diäsan.

So zubereitet, werden die Brätlinge angenehm für das Auge, den Gaumen und bekömmlich für den Magen.

Massen, die zum Herstellen von Brätlingen geeignet sind:

a) Buchweizen. Der Buchweizen wird wie folgt vorbereitet: 125 g Buchweizengrütze werden in 1½ Liter siedendes Wasser gegeben, das schwach gesalzen ist, man läßt kurz aufwallen und stellt zum Nachquellen auf die Seite. In den halb erkalteten Buchweizenbrei gibt man 1 bis 3 Eßlöffel Diäsan und würzt gegebenenfalls mit feingewiegten Kräutern oder mit Paprika, mit Zwiebeln oder mit Tomatencatchup oder durch Kombination von Tomatencatchup, Zwiebeln und reichlich Gewürzkräutern. Man läßt nun ganz erkalten und formt aus dem steifen Brei mit der Hand die Brätlinge. Durch Hinzufügen von Pilzhaschee (Eden) oder von frisch gehackten Pilzen werden die Brätlinge sehr verfeinert. In ähnlicher Weise bereitet man

b) Brätlinge aus Resten von Klößen aus rohen Kartoffeln,

c) Brätlinge aus Klößen von gekochten Kartoffeln,

d) Brätlinge aus Hirsebrei, der, wie unter a) bei Buchweizen beschrieben, bereitet wurde,

e) Brätlinge aus Reisbrei, zubereitet, wie bei Buchweizen beschrieben,

f) Brätlinge aus Brei von Grünkernflocken, wie folgt hergestellt: 200 g Grünkernflocken, ¼ Liter Milch, ½ Liter Wasser, Salz, Zwiebeln, gewiegt oder püriert, 1 Eßlöffel Sojaflocken werden mit reichlich Gewürzkräutern gemischt und geschmacklich variiert. Man zieht nun 1 bis 2 Eßlöffel Diäsan durch die Masse, läßt gut erkalten und formt nun daraus mit der Hand Bällchen in Form der Brätlinge. Bei der Herstellung der Brätlingsmasse lassen sich sehr gut Gemüsereste oder auch Linsen vom Vortage mitverwenden, indem man diese fein püriert und einfach unter die Brätlingsmasse zieht.

g) Brätlinge aus rohen Selleriescheiben, 2 bis 3 cm dick geschnitten, werden in Kokosfett gebacken.

VIII. Gebratenes, Soßen, Füllungen

Die hier beschriebenen Rezepte können Anwendung finden, wenn man bei fleischloser Küche zu Obst und Gemüse noch zusätzlich etwas Gebratenes reichen möchte. Etwa wie Brätlinge (dazu siehe unter Nr. VII, 15, Buchweizen u. ä.).

1. Quarkteilchen

500 g weißer Käse (möglichst trocken) wird mit 125 g ungeblautem Zucker und 2 ganzen Eiern schaumig gerührt. Dann gibt man 375 g geriebene, gekochte Kartoffeln sowie 125 g Milch hinzu, rührt die Masse damit glatt und schmeckt mit Salz sowie etwas zerkleinerter Vanilleschote ab und mischt noch 35 g Korinthen hinzu. Man formt nun mit Mehl oder Schrot etwa fünfmarkstückgroße, 1½ cm hohe Klößchen. Diese werden mit wenig Kokosfett in der Emailpfanne auf beiden Seiten goldgelb gebraten. Nachdem man diese Quarkteilchen auf einer Platte angerichtet hat, beträufelt man sie mit geschmolzenem Diäsan und reicht sie so warm zu Tisch. Man kann diese Quarkteilchen zu Salaten, Gemüse oder auch zu Obst und süßen Gerichten reichen.

2. Quarkringe

200 g Diäsan werden schaumig gerührt und mit 250 g Quark gut verrührt, dann werden nach und nach 4 ganze Eier hinzugegeben. Diese Masse bearbeitet man mit 400 g Mehl (Vollmehl) und etwas Salz zu einem glatten Teig. Dieser wird etwa reichlich messerrückendick ausgerollt, dann werden mit zwei verschieden großen Aus-stechern Ringe in beliebiger Größe ausgestochen und in siedend heißem Kokosfett zu goldgelber Farbe ausgebacken. Man muß darauf achten, daß diese Quarkringe so kurz wie möglich in dem Kokosfett schwimmend gehalten werden, da sonst das in den Ringen enthaltene Fett ausgesogen wird. Diese Quarkringe eignen sich, mit Zucker und Zimt bestreut oder mit Obst gereicht, als Nachtisch oder zur Abendmahlzeit; sie können auch zu herzhaften Gerichten gereicht werden.

3. Herzhafte Füllungen

Diese Füllungen sind für Tomaten, Eier, rohe oder gedämpfte Paprikaschoten u. ä., auch für Schlangengurken zu verwenden. Man bringt 1 Liter Wasser, schwach gesalzen, zum Kochen, gibt 2 bis 3 gehäufte Eßlöffel Buchweizengrütze hinein, läßt höchstens 2 bis 3 Minuten aufwallen und nimmt vom Feuer und läßt noch 10 bis 15 Minuten durchquellen, sodann zieht man je nach Geschmack 1, 2 oder 3 Eßlöffel Pilzhaschee unter diese Masse und rundet durch Zugabe von 1 bis 2 Eßlöffeln Diäsan Geschmack und Gehalt dieser Füllung ab. Je nach Geschmack kann man auch noch einige Tropfen Shoju zum Würzen hinzufügen, ebenso fein gewiegte Gewürzkräuter oder gewiegte grüne Paprikaschoten. Will man Speisen wie Reis, Buchweizen oder Nudeln mit einer entsprechenden Füllung reichen, so ist die vorstehend beschriebene Füllung geeignet. Man wählt dann nur entsprechend mehr Pilzhaschee und weniger Buchweizen und würzt gegebenenfalls etwas pikanter, z. B. mit Shoju oder durch Zugabe von Sojalin.

4. Nußsoße, warm

Sie eignet sich zu Reis, Nudelgerichten und vor allem in Verbindung mit Buchweizen. Zwei Eier werden mit ¼ Liter Milch verrührt und mit einem Teelöffel Honig gesüßt. Man schmeckt dann mit etwas Ingwer oder einem Stückchen Vanille ab und gibt 100 g geriebene Nüsse hinzu oder 1 bis 2 Eßlöffel Nußmus. Das Ganze läßt man ganz kurz aufwallen und gibt zum Schluß noch 1 Eßlöffel Diäsan darunter. Die Soße wird so heiß zu Tisch gebracht und zu den warmen Buchweizenschnitten gereicht.

5. Pilzsoße, warm

Man läßt 1 Eßlöffel Sojalin in der Pfanne zergehen, löscht mit Eden-Tomatensaft ab und gibt zum Schluß, wenn man die Soße vom Feuer nimmt, 1 bis 2 Eßlöffel Pilzhaschee hinzu. Die Soße ist in 5 bis 10 Minuten fertig.

6. Rotweinsoße

Zu Buchweizen, Schrotbrei oder Nudelring: In $1/4$ Liter Wasser kocht man 50 g gereinigte Sultaninen kurz auf, schmeckt mit wenig geriebener Zitronenschale, ein wenig Zitronensaft, mit Zimt ab (nur Stangenzimt verwenden), sodann gießt man $1/4$ Liter Rotwein dazu, süßt mit Zucker oder Honig je nach Geschmack (nicht zu stark süßen) und legiert die Soße mit 1 Teelöffel glattgerührtem Reismehl. Die Soße kann heiß oder kalt serviert werden und schmeckt gut in Verbindung mit Buchweizenscheiben; als Abendgericht zu verwenden, auch zu Schrotbrei geeignet. Als Abendbrot kann man in kleinen Glasschüsselchen servieren, indem man die Schüsselchen bis zur Hälfte mit Linomel füllt und sodann reichlich Weinsoße darübergießt. Diese Speise ist sehr gehaltvoll und schmackhaft.

7. Sojasoße

Man bereitet eine Tunke, in die man 1 Eßlöffel Sojalin in der Pfanne zerfließen läßt. Dann gibt man noch 1 gehäuften Eßlöffel Sojamehl hinzu, erhitzt kurz unter ständigem Umrühren und löscht mit Gemüsewasser oder Eden-Tomatensaft ab. Nach kurzem Aufwallen schmeckt man die Soße mit echtem ungarischem Paprika

($1/2$ Teelöffel) ab und gibt zur Verwendung zum Schluß 1 bis 2 Eßlöffel Diäsan dazu. Diese Sojasoße eignet sich besonders gut zur Kombination mit Gewürzkräutern oder Dillkräutergurken. Die Gewürzkräuter- oder Dillkräutergurken werden fein gewiegt und zum Schluß mit der Soße verrührt. So zubereitet, kann man die Tunke über heiße Schalkartoffeln und als Paprikakartoffeln zu Tisch geben. Man bereitet die vorstehend beschriebene Soße und benutzt zum Schluß an Stelle des Paprikas zum Abschmecken Curry. Die Currysoße eignet sich besonders gut zu Wasserreis, Blumenkohl oder Spargel.

8. Béchamelsoße (weiße Soße)

Man gibt in eine Emailpfanne ein Stück Kokosfett von der Größe einer Walnuß, erwärmt kurz bis zum Zerfließen, dann gibt man 1 Eßlöffel Mehl, das man unter allmählicher Zugabe von $1/4$ Liter kaltem Wasser bereits glattgerührt hat, hinzu und erwärmt auf der Flamme unter ständigem Rühren bis zum Aufkochen. Unter fleißigem Weiterrühren fügt man dann $1/4$ Liter Milch hinzu. Nach kurzem Aufwallenlassen nimmt man vom Feuer, schmeckt mit wenig Zitronensaft ab und gibt nun zur Vollendung der Soße je nach Geschmack 1, 2 oder 3 Eßlöffel Diäsan hinzu. Diese Soße paßt ausgezeichnet zu warmen Schalkartoffeln oder zu kalten Kartoffeln, also in der Art des Kartoffelsalates, auch zu verschiedenen gedämpften Gemüsen, wie Lauchgemüse, Möhren und anderen warm gereichten Gemüsesorten. Man kann zum Schluß, je nach Geschmack, mit verschiedenen feingewiegten Gewürzkräutern wie Petersilie, Dill, auch Gundermann, abschmecken. Diese Soße schmeckt ausgezeichnet zu Blumenkohl, Spargel, Schwarzwurzeln oder Beinwellwurzeln.

9. Currysoße

Die vorstehend beschriebene Zubereitung der Béchamelsoße wird in der gleichen

Weise durchgeführt; zum Schluß wird zum Abschmecken Curry verwandt, etwa ein halber Teelöffel voll für 4 Personen! Auch diese Currysoße ist besonders geeignet bei einer Kombination mit Reis, Blumenkohl oder vor allen Dingen mit Buchweizen, der wie Reis zubereitet wurde (s. Nr. VII, 10).

10. Senfsoße

Man läßt ein walnußgroßes Stück Kokosfett in der Emailpfanne zerschmelzen, fügt dann 1 Eßlöffel Mehl, das man mit etwas Wasser glattgerührt hat, hinzu und erwärmt kurz, sodann löscht man mit $^1/_2$ Liter Wasser oder Gemüsebrühe oder gegebenenfalls mit Fischbrühe ab und bringt das Ganze zum Aufwallen, fügt 1 Eßlöffel kochsalzfreien Senf hinzu und 1 Eßlöffel gehackte Zwiebeln. Nach kurzem Aufwallen nimmt man vom Feuer, gibt anschließend 3 Eßlöffel echten Weinessig hinzu und schmeckt mit 4 bis 5 Eßlöffeln Diäsan ab. Die Soße wird mit dem Schneebesen gut verrührt; so frisch zubereitet, wird sie zu warmen, in Scheiben geschnittenen Pellkartoffeln gegeben. Diese Senfsoße eignet sich auch ausgezeichnet zu Fischgerichten oder zu gekochten Eiern.

11. Punsch und Punschsoße mit oder ohne Alkohol

$^1/_3$ Liter Wasser, $^1/_3$ Liter Süßmost (sehr gut ist Quittenmost der Eden-Waren), $^1/_3$ Liter Muttersaft werden benötigt. Zunächst werden Zitronenschale, Zimtstengel, Nelke in dem Wasser zum Kochen gebracht; man läßt 5 Minuten kochen und siebt ab, mischt anschließend mit dem Most und dem Muttersaft; wenn erwünscht, kann man mit etwas Honig nachsüßen; dies ist aber nicht unbedingt erforderlich. Dies Getränk kann so heiß serviert werden; es wird aber nicht abgelehnt, wenn mit etwas Punsch der Geschmack abgerundet wird. Im Winter am Abend zu geben. Der so zubereitete Punsch kann auch mit Hagebuttenmark nachgedickt werden und als Soße zu Schrot, Buch-

weizen oder auch zu Mehlspeisen gereicht werden.

12. Fett als Beiguß

Es ist vielfach üblich, eine Buttersoße zu verschiedenen Gemüsen und Gerichten zu reichen, z. B. zu Blumenkohl oder Spargel. In all diesen Fällen läßt sich sehr gut einfach verflüssigtes Diäsan verwenden. Es wird auch geraten, diesen Diäsan-Beiguß durch Zugabe verschiedener feingewiegter Gewürzkräuter ständig zu variieren.

13. Mandelmilchsoße

Auf $^1/_4$ Liter Milch nimmt man 2 Eßlöffel Mandelmus der Nuxo-Werke, erwärmt kurz, fügt etwa 1 Eßlöffel Honig hinzu, erwärmt bis zur Auflösung, zuletzt gibt man in die kochende Milch 1 Eßlöffel Reisstärke, der mit 2 Eßlöffeln Wasser glattgerührt ist, läßt kurz aufwallen und nimmt vom Feuer. Unmittelbar vor dem Servieren gibt man 1 bis 2 Eßlöffel Linomel in diese Soße. Man reicht zu Buchweizengerichten oder Schrotgerichten.

14. Hagebuttensoße, heiß und kalt

70 g Hagebuttenpüree oder Hagebuttenmark (Eden) werden in einer Tasse Saft oder Most oder Muttersaft der Eden-Waren zur Auflösung gebracht. Man kann sofort als kalten Beiguß zu Schrot oder Buchweizen oder Muesli servieren. Will man eine warme Soße reichen, so läßt sich diese Hagebuttensoße dazu verwenden, indem man außerdem 1 Eßlöffel Honig in einer Tasse Wasser kurz erhitzt, sodann die vorbereitete Mischung aus Hagebuttenmark und Traubensaft in das kochende Wasser gibt. Man schmeckt mit einigen Tropfen Zitronensaft ab und serviert sofort.

15. Rotweinsoße

1 Zimtstengel, etwas Nelke, etwas Orangen- und Zitronenschale werden in einer

Tasse Wasser zum Kochen gebracht und durchgeseiht. Man· mischt mit 1 Eßlöffel Honig bis zur Auflösung und gibt dann roten Traubensaft oder Eden-Muttersaft (Johannisbeer) je nach Geschmack hinzu. Man kann getrost durch Zugabe von etwas Rotwein den Geschmack abrunden. Zugabe von feingehackten Mandeln oder 1 Eßlöffel Linomel erhöht den Wert und Geschmack der Rotweinsoße.

16. Muschelragout à la Charlotte

Die Scheiben von 1 Quitte werden in wenig Wasser gedünstet, bis sie glasig sind. Dann mischt man 2 Eßlöffel Sauerkraut (Eden) darunter, 4 gehackte, geschälte Mandeln und 1 Eßlöffel gequollene Sultaninen. Man läßt die Mischung abkühlen, gibt einige Tropfen Kognak dazu und füllt in die Muschelformen, die mit Diäsan gut gefettet wurden und etwa 1 cm dick mit Kartoffelbrei gefüllt sind. Darauf wird das zubereitete Sauerkraut aufgelegt. Diese Lage wird dünn mit Kartoffelbrei überschichtet. In die Mitte setzt man ein kleines Flöckchen Diäsan und läßt im Backrohr 10 Minuten gratinieren.

17. Fischragout in Muscheln

Reste von gekochtem See- oder Flußfisch werden zerpflückt und die kleinen Stückchen mit Weißwein übergossen. Sodann mischt man 2 Eßlöffel Tomatenmark oder das Fleisch von 2 Tomaten, 1 gehäuften Teelöffel echten roten Paprika, 4 gehackte Walnüsse, 1 Teelöffel voll feingewiegter Gewürz- oder Dillgurke und 2 Eßlöffel der Béchamelsoße. Die Muscheln werden gut mit Diäsan gefettet. Dann gibt man die gemischten Zutaten zusammen mit den Fischstückchen hinein. Bestreut mit Bröseln von Vollkornbrot, setzt kleine Flöckchen von Diäsan darüber und läßt 10 Minuten im Backrohr backen. Vor dem Servieren kann man mit einer Gabel die Kruste durchstechen und noch ein paar Tropfen Weißwein hineinträufeln.

18. Holländisches Muschelragout

2 Pfund Seemuscheln werden gesäubert und in siedendem Wasser mit viel Suppengrünzusatz gekocht, bis sich die Schalen der Muscheln öffnen. Man läßt alles auf einem Sieb abtropfen und erkalten. Das Muschelfleisch, Suppengrün wird fein zerhackt mit reichlich feingewiegter frischer Petersilie und 4 Eßlöffeln Omeletteteig in die gut gefetteten (Diäsan) Muscheln gefüllt. Das Ganze läßt man 10 Minuten im Backofen überbacken.

19. Muschelvorspeise mit Heringen

In die gut mit Diäsan gefettete Muschelform füllt man 1 Eßlöffel Kartoffelbrei und streicht ihn glatt. Darauf legt man Filets von grünen Heringen, Scheiben von gehäuteten Tomaten, würzt mit etwas Salz, Pfeffer, Paprika und bestreicht wieder mit Kartoffelbrei. Über 2 Muscheln verteilt man 1 Eigelb. Das Ganze wird etwa 10 Minuten im Backofen überbacken. Diese Vorspeise wird zu Salat serviert.

20. Gefüllte Tomaten I

Man schneidet vorsichtig von möglichst gleichmäßig hohen Tomaten die Kuppe ab, nimmt die Füllung heraus und benutzt diese mit zur Herstellung einer Füllung nach folgender Zubereitung. 1 Pfund Zwiebeln wird in Kokosfett bis zur beginnenden Bräunung erhitzt, sodann setzt man vom Fett ab. Die Zwiebeln werden nun noch heiß möglichst schnell fein geschnitten, mit der Gabel zerdrückt, durch ein Sieb gestrichen oder in einem Mixgerät gemischt und mit dem Inhalt der Tomaten püriert. Man mischt nun auf 1 Pfund Zwiebeln etwa 2 Eßlöffel Sojalin und 1 Eßlöffel Diäsan unter das Püree und füllt in die Tomaten. Die wiederaufgesetzten roten Hüte betupft man mit einer weißen Mayonnaise gemäß Nr. III, 23 bis 27. Wenn die Jahreszeit es gestattet, kann man rohe Paprikaschoten, gefüllt, und gefüllte Tomaten gleichzeitig servieren.

21. Gefüllte Tomaten II

Große Zwiebeln werden gut zerteilt, in Kokosfett bis zum Beginn der Bräunung erhitzt, sodann siebt man vom Fett ab und füllt diese Zwiebeln ganz, mit dem Boden nach unten stehend, in die ausgehöhlten rohen Tomaten. Nach Abkühlen gibt man einen Eßlöffel Sojalin hinein oder Eden-Pilzhaschee oder Eden-Pflanzennahrung.

22. Gefüllte Tomaten III

Von schönen Tomaten schneidet man die Kuppe flach ab und entfernt den Inhalt. Nun bereitet man auf dem üblichen Weg eine Füllung von drei alten Semmeln, 20 g Diäsan, einer fein zerhackten Zwiebel, evtl. mit Hilfe eines Eies und unter Anwendung von viel Gewürzkräutern, gegebenenfalls Schnittlauch oder Petersilie. Man gibt diese Füllung in die rohen Tomaten, überbäckt kurz und steckt dann in die obere Tomatenöffnung einen der Länge nach geschnittenen Streifen Dillgurke und ein Röschen des milchsauren Blumenkohls (Eden). Diese so zubereiteten Tomaten können sehr gut zu Buchweizen oder Reis gereicht werden.

IX. Belegte Brote

1. Quarkbrote

Man schneidet mundgerechte Dreiecke aus verschiedenen Brotsorten, am besten aus dunklem und hellem Brot. Als dunkles Brot eignet sich ja ausgezeichnet das Brot der Studt-Werke, Bad Kreuznach, das einen sehr herzhaften Geschmack hat und mit Kreuznacher Sprudel zubereitet ist. Nachdem man das Brot in verschiedene Schnitten geteilt hat, wählt man außerdem Knäckebrot oder Vollkornwaffeln aus dem Reformhaus. Nun bereitet man zunächst aus Quark und Leinöl ($^1/_4$ Pfund Quark mit etwa 40 g Leinöl, zubereitet nach Nr. II, 1) eine Grundmasse. Diese kann gegebenenfalls durch Zugabe von etwas Trockenmilch nachgedickt werden. Diese Grundmasse teilt man nun in vier bis sechs Portionen und vermengt jede Portion gesondert entweder mit Tomaten-Catchup und Zwiebeln oder nur mit feingewiegten Zwiebeln oder mit verschiedenen Gewürzkräutern oder mit rotem Paprika, mit Senf, mit dem Eigelb von hartgekochten Eiern und anderem mehr. Man vermengt jede Portion für sich und füllt nun mit der Sterntülle oder glatt gestrichen diese verschiedenen Zubereitungen auf die Schnittchenteile auf Knäckebrot oder auf Waffeln; anschließend verziert man die Platte mit Scheiben hartgekochter Eier, mit Tomatenscheiben, Petersiliensträußchen, mit den Blättern verschiedener Salatsorten; man wähle dazu nicht nur den Gartensalat, sondern auch wild wachsende Kräuter, wie Kresse, Miere, im Frühjahr Scharbockskraut. Zur Verzierung dieser Platten sind immer geeignet: milchsaurer

Blumenkohl der Firma Eden oder Gewürz-gurken, in feine Scheiben oder Streifen geschnitten. Radieschen, auch Oliven, las-sen sich zur Verzierung der Schnitten und Platten ausgezeichnet verwenden. Als Abendbrotplatte wird diese so angerichtete Schnittchenplatte immer gehoben, wenn sich einige Brote mit Diäsan und Schnitt-käse darunter befinden, außerdem Ret-tiche, Salzbrezeln, Salzstangen, Käsestan-gen, Käsewaffeln. Auch Tartex als Belag über Diäsan schafft eine angenehme und bereichernde Geschmacksvariation.

2. Quarktrüffel

Bei der Mahlzeit möchte auch das Auge befriedigt sein. Die Schönheit der Zuberei-tung ist nicht unwesentlich. Eine Platte für das kalte Abendbrot, vor allem, wenn auch Gäste zugegen sind, wird immer da-durch interessanter und schöner gestaltet, daß man einige Trüffel zwischen die Schnit-ten verteilt. Man kann dazu die Papier-körbchen sehr billig kaufen. Die Trüffel werden in der Weise zubereitet, daß man, wie vorstehend beschrieben, Quark mit Diäsan oder Quark-Leinöl mit verschiede-nen Gewürzen und Zusätzen mischt, so-dann der Masse eine festere Konsistenz gibt, indem man Schrot darunter mischt oder Haferflocken oder Trockenmilchpul-ver. Man formt sodann die kreisrunden Trüffeln und wälzt diese in Krumen des dunklen Studt-Brotes oder von Pumper-nickel und legt diese Trüffeln in die Trüf-felkörbchen.
Man kann die vorstehend beschriebenen Zubereitungsformen in ähnlicher Weise verwenden, um für den Nachmittag eine Platte mit süßen Teilchen herzurichten. Die Grundmasse, Quark mit Diäsan oder Quark mit Leinöl, wird in diesem Fall süß abgeschmeckt, zunächst durch Zugabe von etwas Honig. Diese Grundmasse kann dann in verschiedener Weise vari-iert werden. Erstens durch Zugabe fein-gewiegter Nüsse, etwa von Walnüssen, Haselnüssen, ebenso aber auch Rosinen, Korinthen, anderen Früchten oder Frucht-

stückchen. Als Unterlage wählt man nun verschiedene Kekse, die im Reformhaus in verschiedenen Variationen zu haben sind: Ingwerkekse, Nußkekse und auch Waffeln, Knäckebrot. Nun füllt man mit der Stern-tülle die sahnig geschlagene Quarkzube-reitung auf verschiedene Kekse oder auf die Waffelstückchen. Man kann diese Mas-se flach streichen und mit verschiedenen Fruchtstückchen, Rosinen, Korinthen, Nüs-sen verzieren oder die Quarkmischung in Häufchen auf einzelne kleinere Gebäck-teile geben. Auch die Zubereitung von Trüffeln ist in diesem Zusammenhang immer sehr geeignet. Man schmeckt die Quarkmischung mit Honig, vielleicht auch mit verschiedenen Gewürzen, wie Ingwer, Kardamom, Kakao oder nur mit Nüssen ab, füllt dann so viel Trockenmilchpulver hinzu, daß sich eine gut bildsame Masse ergibt. Man kann aber auch zur Form-gebung Haferflocken, geschrotetes Korn oder Linomel verwenden. Zum Schluß wälzt man diese Kugeln in Pumpernickel-, Linomel- oder Studt-Brot-Krumen und gibt sie in Papierkörbchen zu Tisch. Eine be-sonders angenehme Note erhält die Quark-grundmasse, wenn man für diese süßen Variationen eine mit der Gabel fein zer-kleinerte Banane unter diese Grundmasse gibt. Sodann kann man diese Cremeschicht mit Bananenscheiben belegen, füllt evtl. auf jede Bananenscheibe noch einen klei-nen Tupfen dieser weißen Creme und gibt zur Verzierung einige Tupfen einer kalt ge-schlagenen Fruchtgeleemasse hinzu. Wert-voll und gut geeignet ist für diese Zwecke auch das Eden-Hagebuttenmus. Es schmeckt, mit der Quark-Leinöl-Mischung verrührt, ausgezeichnet und ist auch für die Ver-zierungen jederzeit griffbereit und leicht anwendbar. Im Sommer und Winter kann man die so hergerichtete Nachmittagsplatte mit allen möglichen Früchten verzieren und abwechslungsreich gestalten. Ananas-stückchen, Apfelsinenscheiben oder Apfel-sinenstückchen stehen im Winter zur Ver-fügung, im Sommer die verschiedenen Beerenfrüchte. Appetitlich wird eine der-art zugerichtete Speise immer, wenn man zum Schluß noch einige Waffelstreifen oder Streifen des dunklen Studt-Brotes aufrecht nach oben stehend in diese Creme steckt. Bei der Zubereitung dieser Platten und Speisen können, wenn gemahlene Nüsse nicht zur Verfügung stehen, die Nuß-muse der Nuxo-Werke wertvolle Dienste leisten und interessante und gesunde Abwechslung schaffen. Weitere Einzelheiten möge man den Rezepten Nr. II, 1 bis 10, unter Quarkspeisen entnehmen. Als Verzierung werden auch gerne Datteln, halbierte Walnüsse, Pinienkerne, halbierte Mandeln und Linomel gewählt.

3. Diäsan-Brote

Man bestreicht Brote, am besten Vollkornbrot aus dem Reformhaus, mit Diäsan und belegt mit *Harzer Käse*, mit *Edelpilzkäse*, z. B. von der Edelpilzfabrik Traunstein (Oberbayern).

Dieser Käse ist in Verbindung mit Diäsan von besonders großem gesundheitlichem Wert und schmeckt auch in dieser Form der Darreichung ausgezeichnet.

Man belegt mit *Tomatenscheiben*, diese bestreut man dann wechselweise mit feingewiegten Zwiebeln und mit feingewiegtem *Gundermann*. Die letzte Form ist besonders zu empfehlen. Gundermann ist sehr aromatisch, in Verbindung mit Tomatenscheiben sehr schmackhaft und von hohem gesundheitlichem Wert. Man benutzt dazu die Spitzen der jungen Triebe oder die fein gewiegten Blättchen. Fast im Laufe des ganzen Jahres ist der Gundermann als sogenanntes Unkraut sehr verbreitet und kann täglich frisch gepflückt werden.

Man bestreicht mit Diäsan und belegt mit Gänseblumenstengeln oder den Blattrosetten, fein geschnitten, fein gewiegt, mit Schnittlauch, mit Petersilie, mit rohen, fein geschnittenen Paprikaschoten, rot oder grün (Vitamin-C-reich).

Man bestreicht Brote mit Sojalin und belegt mit Gewürzgurkenscheiben oder mit Dillgurkenstückchen.

In Verbindung mit Diäsan-Brotaufstrich ist Gervaiskäse wertvoll.

4. Käsebällchen

Zur Verschönerung und Verfeinerung der Schnittchenplatte: Edelpilzkäse wird mit der Gabel zerdrückt, mit dem gleichen Anteil möglichst trockenen Quarkes verknetet, dann gibt man die gleiche Menge Diäsan hinzu, verknetet alles mit der Gabel, formt daraus kleine Bällchen und wälzt diese in Pumpernickelkrumen, so daß daraus Trüffeln gebildet werden, diese verteilt man auf die Platte. Wird zu fast jeder Art herzhafter Schnittchen gerne gegessen.

5. Kräuterbällchen

Von fein gewiegten Kräutern, wie Estragon, Dill, Schnittlauch, Petersilie und Gundermann nimmt man einen gehäuften Eßlöffel voll, mischt diesen mit der Gabel mit einem Eßlöffel Diäsan und gibt dieses als Kräuterbutter zu Tisch. Schmeckt besonders herzhaft, wenn man, sehr vorsichtig dosiert, ein wenig fein gewiegten Knoblauch unter die Kräuter mischt. Man kann mit geriebenem, trockenem Käse nachdicken.

6. Mundgerechte Schnittchen für groß und klein

Man benötigt dazu 3 Schnitten Brot, eine dicke Scheibe Schnittkäse, Holländer Käse oder Schweizer Käse und etwas Sojalin. Man bestreicht die Scheiben Brot dick mit Diäsan, legt auf die erste Scheibe Brot den Schnittkäse, bedeckt mit der zweiten Scheibe Brot, bestreicht dann dick mit dem schön rot gefärbten Sojalin und bedeckt mit der dritten Scheibe Brot. Man schneidet mundgerechte Dreiecke. Durch den farblichen Effekt wird die Schnittchenplatte verschönt.

7. Käseschnittchen, überbacken

Man schneidet Brotscheiben in Dreiecke, bestreicht dick mit Diäsan und Schmelzkäse oder belegt mit Schnittkäse, bestreut wechselweise mit Paprika und überbäckt in der Backröhre. Diese Schnittchen wirken sehr ansehnlich und sind bei unerwarteten Anlässen eine Hilfe, um ansehnliche Platten zu bereiten. Man verziert mit Scheiben hartgekochter Eier, mit Gurkenstückchen, Gurkenscheiben, mit Pfefferschoten, Petersiliensträußchen, Blumenkohlröschen, roh oder milchsauer.

8. Frischkostschnitten

Je nach Jahreszeit fügt man zu der Schnittchenplatte Radieschenbrote, Gurkenbrote, die mit rohen Scheiben ungeschälter Schlangengurken belegt sind, oder Tomatenbrote, die mit fein gewiegten Zwiebeln oder Gewürzkräutern bestreut sind. Weißer Rettich wird in Verbindung mit Diäsan in angenehmer Weise gemildert.

X. Gebackenes

Bei der Herrichtung von Backwaren ist besonders wichtig, daß das rechte Fett zur rechten Zeit benutzt wird. An den wenigen Beispielen, die hier gegeben werden, wird die Hausfrau leicht herausfinden, wie sie auch die sonst in den übrigen Kochbüchern reichlich zur Verfügung stehenden Rezepte in der rechten Weise benutzen kann, indem sie zum Streichen der Backbleche im allgemeinen Eden-Kokosfett verwendet. Sobald noch andere Zutaten vor dem Erwärmen mit dem Fett innig vermischt sind, kann getrost Diäsan Verwendung finden, gegebenenfalls, wo dies angebracht ist, auch eines der reinen Pflanzenöle. Schwere Fette, wie Schmalz und andere tierische Fette, geben dem Kuchenteig eine gewisse Schwere, während die leicht aktivierbaren Fette, wie Diäsan, den Kuchen auflockern. Wo man zum Bepinseln Butter verwendet, läßt sich mit gutem Erfolg Diäsan anwenden, weil dieses einen hohen Gehalt an pflanzlichen Lezithinen besitzt. Am Beispiel des Obstkuchens wird ein ganz schlichtes Allgemeinrezept in der Verwendung der rechten Fette angegeben, am Beispiel einer leichten Schokoladentorte ein etwas komplizierteres Rezept. Die Hausfrau wird dann die ihr bekannten Rezepte entsprechend benutzen können.

1. Pflaumenkuchen oder anderer Obstkuchen aus Hefeteig

70 g Hefe werden in reichlich $^1/_4$ Liter lauwarmer Milch aufgelöst und mit 250 g Mehl zu einem lockeren Hefeteig bereitet. Diesen stellt man zum Aufgehen in einen

warmen Raum. Sobald er genügend aufgegangen ist, gibt man noch 500 g Mehl, 185 g Diäsan, 150 g Zucker, 2 Eier, eine Prise Salz, eine Handvoll geriebener Mandeln und die Schale einer abgeriebenen Zitrone hinzu und verarbeitet alles mit der noch nötigen Milch zu einem glatten Teig, der tüchtig, bis er Blasen wirft, geschlagen wird. Man stellt den Teig nun zum Aufgehen warm, und sobald das erreicht ist, schlägt man ihn nochmals kurz zusammen, rollt ihn nicht zu dick auf ein Blech, wobei man den Rand ganz wenig in die Höhe drückt, und läßt ihn aufgehen. Das Blech wurde intensiv mit Kokosfett gefettet. Nun stellt man den Kuchen zum Absteifen kalt, belegt ihn dicht mit entsteinten Pflaumen, und zwar so, daß die Pflaumen halb übereinanderliegen, dann bäckt man den Kuchen im ziemlich heißen Ofen etwa $3/4$ Stunden fertig und bestreut ihn zum Schluß mit wenig Zucker. Vor dem Backen sollten die Pflaumen mit Zucker nicht in Berührung kommen. Der ganze Pflaumenkuchen und auch jeder andere Obstkuchen gewinnt an Wert und Bekömmlichkeit, wenn er mit einer Schicht *Linomel* bestreut wird. Dieses Linomel-Nuß-Granulat ist im Reformhaus zu haben und wirkt beim Genießen des Kuchens mindestens so angenehm wie geriebene Nüsse, ist nur wesentlich preiswerter und wertvoller. Wenn man will, kann man anschließend den gesamten Pflaumenkuchen durch Einspicken von Pinienkernen verzieren.

2. Quarkkuchen

Der Boden wird wie bei dem vorstehend beschriebenen Rezept hergestellt. Für den Belag wird der Quark wie folgt vorbereitet: Man richtet zunächst die gemäß Rezept Nr. II, 1, hergestellte, möglichst feste Quark-Leinöl-Mischung, die mit etwas Honig gesüßt wurde, sodann kann man je nach Geschmack auf $1/2$ Pfund Quark etwa 40 g Rosinen, 40 g geriebene Mandeln, etwas abgeriebene Zitronenschale hinzufügen, gegebenenfalls auch das Eigelb von 1 bis 2 Eiern und den geschlagenen Schnee mit unterziehen. Zum Schluß werden auf

etwa 250 g Quark etwa 10 g Reisstärke mit Wasser glatt gerührt und unter die Quarkmischung gezogen. Man füllt diesen Teig auf die vorbereitete Kuchenplatte und überbäckt in gut erhitzter Backröhre. An Stelle der Mandeln kann man auch andere Nüsse verwenden oder auch Linomel. Sehr preiswert, vorteilhaft und gehaltvoll wird der Kuchen, wenn man etwa 40 g Rosinen, 40 g Linomel und 40 g Kokosraspeln unter den Quark mischt. Es sei am Rande darauf hingewiesen, daß in Verbindung mit den verschiedenen Muesli-Zubereitungen oder Obstkuchen oder bei der Herstellung des reformgemäßen Backwerkes die Verwendung von Kokosraspeln empfehlenswert ist, insbesondere, wenn man gleichzeitig Diäsan zur Anwendung bringt, wodurch die etwas schwerer verdaulichen Kokosflocken leichter bekömmlich werden.

3. Apfelküchlein, als Nachtisch geeignet

4 Eßlöffel Mehl, 5 Eßlöffel Wasser, 2 Eßlöffel Eden-Süßmost werden zu einem glatten Teig verarbeitet, dann rührt man das Eiweiß von einem Ei darunter; man kann statt dessen auch einen Eßlöffel Sojamehl verwenden. Große Boskopäpfel werden vom Kerngehäuse befreit, man schneidet 1 bis $1^1/2$ cm dicke Scheiben, taucht diese in den dünnflüssigen Teig und bäckt schnell in heißem Kokosfett, läßt auf dem Sieb abtropfen und serviert nach Überstreuen mit etwas Zucker und Zimt oder Linomel oder geraspelten Nüssen.

4. Leichte Schokoladentorte

125 g geriebene Nüsse (Haselnüsse oder Walnüsse), 125 g geriebene Mandeln, 200 g Rohzucker oder Honig werden mit 4 Eigelb, 3 Eßlöffeln Diäsan oder Mohnöl oder Walnußöl und 3 bis 4 Eßlöffeln Wasser schaumig gerührt. Nun fügt man 180 g Mehl hinzu und einen Eßlöffel voll Backpulver und vermischt gut. Der steif geschlagene Schnee von 6 Eiweiß wird unter die Schaummasse gemischt, ohne daß da-

bei unnötig gerührt wird. Man bäckt diese Tortenmasse in einer Springform, die mit Kokosfett gut gefettet ist, im mäßig heißen Ofen hellbraun. Nach dem Erkalten schneidet man die Torte in der Mitte auf, füllt und bestreicht mit einer Creme, die wie folgt zubereitet ist: 250 g Schokoladenpulver, 100 g Puderzucker und 150 g Honig werden innig mit 250 g Diäsan schaumig gerührt. Man dickt nach Belieben mit Trockenmilch nach, gegebenenfalls mit geraspelten Nüssen.

Diese Creme ist leicht verdaulich und setzt nicht an. Nach Belieben kann man die Tortenoberfläche mit geriebenen Nüssen, geschabten Mandeln oder auch mit Quarkcreme, in der Art der Schlagsahne zubereitet, verzieren.

5. Nußkuchen

250 g Vollkornmehl aus dem Reformhaus, 125 g Diäsan, 80 g Zucker, ein Päckchen Backpulver, ein Stückchen Vanille, frisch zerkleinert, werden gemischt. Man bereitet daraus einen gut durchgearbeiteten Mürbteig, der eine Stunde kühl gelagert werden soll. Dieser wird in eine gefettete Springform mit Rand gegeben. Dann streicht man eine Nußfüllung darauf. Man glättet sie mit nasser Hand und zieht zum Schluß ein ausgeradeltes Gitter aus den Teigresten darüber. Dieses und der Rand werden mit geklopftem Eidotter bestrichen und mit feinen Nußsplittern bestreut, dann wird der Kuchen bei mittlerer Hitze goldgelb ausgebacken und noch heiß mit Diäsan überpinselt. Zu der Nußfüllung lassen sich verschiedene Nußzubereitungen verwenden:

1. Eine Tasse kernloser Rosinen wird mit einer halben Tasse geriebener Walnüsse zermahlen und so zur Anwendung gebracht.

2. Zwei Eßlöffel Nuxo-Mandelmus werden mit zwei Eßlöffeln süßem Rahm und 1/2 Tasse durchpassiertem Quark mit dem Schneebesen gut verrührt und zum Schluß mit 1/2 Tasse schöner, feingehackter Datteln vermischt.

3. Feingehackte Datteln, feingemahlene Walnüsse oder Haselnüsse werden gemischt, zum Schluß mit einem Eßlöffel der süßen Quarkcreme-Zubereitung innig verrührt und so über den Kuchen gegeben.

Rezepte für reformgemäßes Backwerk unter Anwendung von Schrot, viel Nüssen, Datteln und wenig Zucker finden Sie in den verschiedenen Kochbüchern reichlich. Empfohlen sei hier das Buch von Lisbeth Ankenbrand „Die Rohkostküche", außerdem zur Verwendung des Vollkornschrotes das Buch „Die moderne Ernährung" von Dr. Gertrud Schmidt. Doch sei ausdrücklich darauf hingewiesen, daß auch bei Verwendung der Rezepte aus diesem Buch auf die richtige Verwendung der Fette geachtet werden muß. Die dort befindlichen neutralen Angaben, ein geschmackloses Öl, können dazu führen, daß die so bereiteten Backwaren in ihrer Bekömmlichkeit und im gesundheitlichen Wert sehr herabgesetzt werden, wenn falsche Fette Anwendung finden. Gute Anregung für die Zubereitung einer Rohkostplatte oder abwechslungsreicher Backwaren liefert auch das Buch „Die fleischlose Küche für Gesunde und Kranke" von Kurt Klein. Dieses Buch enthält besonders schöne, bunte Abbildungen und vermag so Anregung zur schönen Zubereitung der Speisen zu vermitteln.

6. Zwiebelkuchen

Man bereitet den Teig wie unter Nr. 1 beschrieben. Sodann werden 500 g Zwiebeln nur geviertelt (nicht in Ringe schneiden) und in Kokosfett gebacken bis zur beginnenden Bräunung, dann wird über einem Sieb abgegossen. Man verquirlt einige Eier, mischt die Zwiebeln darunter und füllt diese Masse auf den Teig. Der Zwiebelkuchen wird rasch gargebacken und, nachdem man ihn aus dem Ofen entfernt hat, mit Diäsan überpinselt. Man kann ihn heiß als Nachtisch oder auch kalt zum Kaffee oder zum Abendbrot servieren. Schmeckt ausgezeichnet zu frischem Apfelmost, wie es im Schwabenland üblich ist.

„... *und in Fett schwimmend gebacken*"
Diese Art der Zubereitung wird nicht sehr empfohlen. Sie sollte *selten* angewandt werden, wenn aber, dann sollte nur Eden-Kokosfett zum Backen benutzt werden, keine Margarine, auch nicht Eden-Pflanzenmargarine und auch nicht Diäsan! Ebensowenig sollten zu dieser Verwendungsform die Öle Leinöl, Mohnöl, Sonnenblumenöl benutzt werden. Diese derart anzuwenden, müßte als gesundheitsschädigend bezeichnet werden. Fett ist eben nicht gleich Fett, und die Art seiner Verwendung ist nicht gleichgültig. Aber wer in Fett Gebackenes liebt, kann etwa so verfahren:

7. Holunderblüten oder junge Beinwelltriebe

Sie werden in Eierkuchenteig getunkt und in heißem Kokosfett schwimmend gebacken, mit dem Schaumlöffel herausgenommen, auf ein Sieb gegeben. Dann läßt man abtropfen. Man serviert heiß oder kalt mit Weinsoße oder mit Zucker und Zimt bestreut, mit frischen, rohen Früchten oder mit Äpfeln roh püriert.

8. Bananenkrapfen

Bananen werden der Länge nach halbiert, in Eierkuchenteig getunkt und in Kokosfett schwimmend gebacken. Man reicht wie vorstehend beschrieben.

9. Käsekeulchen, in Fett gebacken

Mit 250 g gut abgetropftem, durch ein Sieb gestrichenem Quark, 100 g Mehl (Vollkornmehl aus dem Reformhaus), 50 g geriebenen Mandeln, 50 g in etwas Milch aufgelöster Hefe, 4 Eidottern (oder 4 Eßlöffel Sojamehl), 100 g Butter, 50 g Zucker und der Schale einer abgeriebenen Zitrone, einer Prise Salz, 100 g Weckmehl und 50 g Korinthen einen Teig bereiten. Eine Stunde am warmen Ort gehen lassen. Nußgroße Klößchen daraus formen, in Kokosfett schwimmend ausbacken, mit Zucker und Zimt bestreut anrichten. Eine süße Soße oder Früchte dazu reichen. Gut bekömmlich sind diese Käsekeulchen, wenn man der süßen Soße die Quarkcremegrundlage, mit reichlich Öl versetzt, beimischt. Mit Käsestangen oder etwas Käsegebäck anrichten.

10. Englische Käsebissen

Man rührt 80 g geriebenen Chesterkäse und 80 g geriebenen Parmesankäse oder Holländer Käse oder Schweizer Käse mit 40 g Diäsan und 4 Eigelb schaumig und schmeckt die Masse mit Salz, einer Spur Muskatnuß ab, dann röstet man Vollkornbrotschnitten auf einer Seite, bestreicht sie mit dieser reichlich 1/2 cm stark aufgetragenen Käsemasse, bestreut sie mit geriebenem Käse und ordnet sie auf ein stark mit Butter oder Kokosfett gefettetes Blech. Die Käsebissen werden mit etwas zerlassenem Diäsan beträufelt, in ziemlich heißem Ofen etwa 10 Minuten lang gebacken und heiß serviert.

11. Käsecreme

Man verquirlt 1/4 Liter Milch klar mit 20 g Reisstärke, gibt 4 Eigelb hinzu und 25 g Diäsan, 75 g geriebenen Parmesankäse oder Schweizer Käse, etwas Salz und Muskat und rührt das Ganze zu einer gebundenen Creme ab. Diese Creme kann zu verschiedenem Backwerk, in üblicher Art hergestellt, gereicht werden, so zu Windbeuteln oder auch zu Vollkornwaffeln.

12. Käsestangen

125 g Mehl, 100 g geriebener Parmesankäse oder Schweizer Käse, 80 g Diäsan, 1/10 Liter Dosenmilch oder saure Sahne sowie je 1 Prise Salz und Muskatnuß werden wie Mürbteig schnell zusammengeknetet, wobei unnötiges Bearbeiten zu vermeiden ist. Nachdem der Teig gut durchgekühlt ist, rollt man ihn messerrückenstark aus und schneidet davon 10 cm breite Streifen, in welchen man die Stangen 1 bis 1 1/2 cm breit abteilt. Diese werden zu Spiralen gedreht und auf

Blechen, die mit Kokosfett eingefettet sind, im mittelheißen Ofen hellbraun gebacken und heiß serviert. Man kann diese Käsestangen auch kalt servieren in Verbindung mit Salaten oder mit herzhaft und pikant zubereitetem Muesli.

13. Chesterstangen

100 g Mehl, 175 g Diäsan, 50 g geriebener Parmesankäse und 50 g geriebener Chesterkäse sowie je eine Prise Salz und Muskatnuß werden zu einem Plattenteig zusammengeknetet, der etwa 1 Stunde, recht kalt gestellt, ruhen muß. Man rollt ihn dann etwa 3 cm stark aus und vollendet die Stangen nach den Anweisungen des vorigen Rezeptes.

14. Chesterkeks

Teig aus derselben Masse, wie sie im vorigen Rezept beschrieben ist, wird etwa 3 cm stark ausgerollt; man sticht davon runde Kuchen in der Größe eines Fünfmarkstückes aus, setzt sie auf mit Kokosfett oder mit Butter gefettete Bleche, bestreicht sie mit Ei, bestreut mit geriebenem Parmesan- oder Holländer Käse und bäckt sie in mittelheißem Ofen hellgelb aus.

15. Käsekruspeln

4 Eigelb, 2 ganze Eier und 100 g Mehl (aus dem Reformhaus) werden mit $^1/_2$ Liter Milch glattgerührt und unter Beigabe von 50 g Butter, etwas Salz und 30 g Parmesankäse auf mäßigem Feuer zu einer festen Creme abgerührt. Nachdem diese vom Feuer zurückgenommen ist, zieht man 100 g Schweizer Käse, den man in kleine Würfel geschnitten hat, unter, streicht sie $1^1/_2$ cm stark auf gebuttertem Blech glatt und läßt sie erkalten. Dann sticht man mit einem Ausstecher, den man jedesmal in heißes Wasser taucht, von der Masse Kruspeln in der Größe eines Zweimarkstückes aus, paniert sie in Ei und geriebener Brotkrume und läßt sie, in siedend heißem Kokosfett schwimmend, zu gold-

gelber Farbe backen. Die Kruspeln dürfen nicht lange stehen und werden heiß zu Tisch gegeben, eignen sich ausgezeichnet zu Salaten, auch als Beilage zu Kartoffel- und Gemüsegerichten, wenn man kein Fleisch reichen will und der Gast Fleischgabe gewohnt ist. An Wert und Geschmack gewinnen die Käsekruspeln, wenn man sie aus dem Backfett nimmt und zuerst auf einem Sieb abtropfen läßt, dann zum Anrichten mit einem Eßlöffel Diäsan übergießt.

XI. Getränke für Kranke und Gesunde

1. Meerrettichmilch

In einem Mixgerät zerkleinert man 1 Apfel, 1 Stückchen Meerrettich, das je nach Geschmack 3 bis 5 cm lang sein kann unter Zugabe von roher Milch. Sodann füllt man weiter mit Milch auf und reicht dieses Getränk unmittelbar (als Erfrischungsgetränk für Kranke sehr geeignet) am frühen Morgen oder vor dem Essen zur Anregung des Appetits.

2. Knoblauchmilch

4 Knoblauchzehen werden fein zerschnitten, mit ¼ Liter heißer Milch übergossen und an der heißen Herdstelle 5 bis 15 Minuten stehen gelassen. Durchsieben und vor dem Schlafengehen trinken. Sehr gesund!

3. Mohnmilch

1 Eßlöffel Mohn wird fein gemahlen oder mit der Holzkeule zerquetscht und mit ¼ Liter Milch übergossen. Man läßt 10 bis 15 Minuten bei mäßiger Wärme ziehen. Dieses Getränk wird abends gegeben; gut gegen Schlaflosigkeit und Nervenschwäche.

4. Frühlingsgetränk

Sobald die ersten Knospen des Huflattich die Erddecke durchstoßen, sollte man dieses Getränk mehrmals wöchentlich reichen. Wo Huflattich sichtbar wird, holt man die weißen Triebe, die sich in dicker Anhäufung an dem Wurzelstock befinden, aus der Erde, entfernt den etwas harten vorjährigen Wurzelstock und zerkleinert

den gesamten unterirdischen Trieb mitsamt etwa vorhandenen Blüten in einem Mixgerät mit wenig Milch. Dieses Getränk kann so gereicht werden, evtl. mit wenig Honig gesüßt. Es wirkt sehr erfrischend und ist von hohem gesundheitlichem Wert, besonders im Frühjahr.

5. Zitronenmilch

Zitronenmilch ist sehr leicht verdaulich und von großem gesundheitlichem Wert, da der Zitronensaft, allein genossen, oft etwas zu stark säuert. Man mischt den Saft einer Zitrone mit Milch, am besten mit roher Milch von gesunden Tieren; besonders im Winter sehr zu empfehlen.

6. Milch-Mixgetränke

Wer glücklicher Besitzer eines der modernen Mixgeräte ist, wird bald die verschiedensten Variationsmöglichkeiten herausgefunden haben. Die Kombination frischer Früchte wie Äpfel, Orangen mit Milch, im Mixgerät zerkleinert und unmittelbar frisch genossen, wird sehr empfohlen. Besonders angenehme Geschmacksvariationen ergeben sich durch Kombination von Pampelmusen mit Apfelsinen und Zitronen. Empfohlen wird dazu, die Zitrusfrüchte außen intensiv mit einem Stückchen Zucker abzureiben. Der Zucker nimmt so die ätherischen Öle dieser Früchte auf, ohne daß die Bitterstoffe mit in den Zucker gelangen. Gibt man nun diese so getränkten Zuckerstückchen mit in dieses Getränk, so erhält dieses eine interessante und sehr angenehme Geschmacksrichtung. Abgelehnt wird die Kombination von Milch und totgekochten, womöglich konservierten Marmeladen, wie dies an den Milchmixbars des öfteren erfolgt.

7. Rettichsaft

1 sauber gebürsteter Rettich wird im Mixgerät zerkleinert und durch eine Fruchtpresse, am besten die Bircher-Presse, entsaftet. Zu diesem Saft fügt man dann den Saft einer Zitrone. So kann man diesen Saft mehrere Tage aufheben und vor jeder Mahlzeit 1 Likörglas voll reichen.

8. Frühlingskräutersaft

Von den verschiedenen wildwachsenden Kräutern, wie Schafgarbe, Gundelrebe, Spitzwegerich, Pimpernell, Miere, Löwenzahn, werden die jungen Triebe gesammelt, im Mixgerät mit Wasser fein püriert und in der Saftpresse (Bircher) oder in einem Leinentuch abgepreßt. Man trinkt den Saft zusammen mit dem Saft einer halben bis einer ganzen Zitrone. Im Mixgerät kann die Zitrone gleichzeitig mit zerkleinert werden.

Für die weitere Verwendung dieser Wildkräuter geben verschiedene Bücher sehr schöne Hinweise, so z. B. die Pflanzentaschenbüchlein vom Verlag Pflanzenwerk, München.

9. Brennesselsaft

Im frühen Frühjahr fehlt es besonders an frischem, gehaltvollem Gemüse. Zu dieser Zeit sind die ersten Brennesseln besonders wichtig. Die jungen Triebe oder später die zarten Köpfchen der Brennessel werden im Mixgerät mit Wasser fein püriert. Man gibt anschließend 1 Zitrone hinzu und zerkleinert weiter, entsaftet alles in einer Presse und trinkt den Saft unmittelbar nach der Herstellung. (Besonders wichtig auch bei Lungenschwachen.)

10. Reisgetränk

Bei der Zubereitung von Reis soll das zurückbleibende Wasser nicht weggegossen werden, sondern zu Getränken Verwendung finden.

Will man die vorstehend beschriebenen Kräutersäfte unter Mitverwendung von Wasser herstellen, so soll man statt dessen besser die in der Küche anfallenden Brühen, wie Gemüsebrühen, Kartoffelwasser oder das Reiswasser, verwenden.

Das Reiswasser wird zu einem ausgezeichneten erfrischenden Getränk, wenn man einfach einen rohen Apfel reibt oder im Mixgerät püriert und mit Eden-Hagebuttenmark abschmeckt. Man kann natürlich auch mit Eden-Muttersäften oder mit Most, z. B. dem Quittenmost, mischen.

XII. Allerlei Liebhabereien

1. Böhmischer Hefekranz

20 g Hefe mit wenig lauwarmem Wasser glattrühren. 1 Eßlöffel Honig, 2 Eßlöffel Diäsan zerlassen, $2^1/_2$ Tassen gesiebtes Mehl, $^1/_2$ Tasse heiße Milch, 1 Ei, 1 Prise Salz und das Abgeriebene einer Zitrone dazugeben. Alles gut verkneten. Teig aufgehen lassen. Inzwischen 8 zerstoßene Malzbonbons und $^1/_4$ Tasse braunen Zucker schmelzen. 1 Tasse Haferflocken, 1 Teelöffel voll Zimt und $^1/_2$ Tasse geschnittene Datteln darunterrühren. (Man kann auch Rosinen dazu wählen.) Abkühlen. Aus dem Teig einen Kranz formen und in eine Springform legen. Mit einem Messer Schlitze einschneiden. Die Füllung darin verteilen. Bei mittlerer Hitze abbacken.

Bei der Herstellung der Füllung kann man sehr gut feingemahlenen Mohn mit Honig verrührt an Stelle der zuckerhaltigen Füllung verwenden.

2. Törtchen aus Grahambrot

(Für käseenthaltende oder süße Cremezubereitungen.)

$2^1/_2$ Tassen Grahambrotkrümel werden mit wenig Kokosfett kurz geröstet. Man vermischt nun mit 6 Eßlöffeln braunem Zucker und 6 Eßlöffeln Kokosfett, formt Tortelets und läßt sie in der Backröhre 8 bis 10 Minuten überbacken. Auskühlen lassen.

In diese Tortelets kann man die verschiedensten Füllungen geben, z. B. zwei Käseecken vermischt man mit 1 Eßlöffel

Diäsan, $^1/_2$ Tasse Kondensmilch, den Saft 1 Zitrone, 1 Orange, evtl. etwas Pampelmusensaft, verrührt das Ganze, gibt einige Streifen aufgelösten Agar-Agar hinzu, erhitzt kurz, läßt erkalten und füllt unmittelbar vor dem Erstarren in die Torteletts.

Man kann auch die unter Quarkspeisen Nr. II angegebenen süßen Quarkspeisen in diesen Torteletts serviert reichen.

3. Ananasspeise

3 Eigelb mit 2 Eßlöffeln Zucker sahnig schlagen. Ananassaft hinzufügen. Agar-Agar in heißem Wasser auflösen und in die Masse geben, den steif geschlagenen Schnee der 3 Eier darunterziehen. Man füllt in Portionsgläser ab und verziert mit Ananasstückchen, gegebenenfalls mit einer Kirsche oder roten Beere.

4. Ananasspeise mit Quark und Leinöl

Man vermischt die süße Quarkspeise, nach Nr. II hergerichtet. Einen Teil der Frucht zerschneidet man in kleine Stückchen, verrührt diese mit Honig und serviert überschichtet in Portiongläsern. Wird die Quark-Leinöl-Creme über Ananas geschichtet, so verziert man mit Ananasstückchen oder roten Früchten oder bestreut mit gemahlenen Nüssen oder mit Linomel.

5. Johannisbeergelee, kalt bereitet

Die gewaschenen Früchte werden mit den Stielen zerkleinert (in einem Mixgerät) und durch die Saftpresse gegeben. Der gewonnene Saft wird mit der gleichen Menge Zucker versetzt und eine Stunde lang kalt verrührt. Man kann das Verrühren eine Zeitlang mit dem Schneeschläger in einem der Mixgeräte durchführen.

Dieses roh hergestellte Gelee hat den Gehalt an wichtigen Wirkstoffen der rohen Früchte und ist den gekochten Konfitüren vorzuziehen. Es kann auch zum Verzieren

der süßen Quark-Leinöl-Speise verwandt werden.

6. Selleriebowle — alkoholfrei

Eine halbe Knolle Sellerie wird im Mixgerät fein zerkleinert oder fein geschnitten oder gerieben und mit etwas gewaschenem Selleriegrün in eine Terrine gelegt. Weißer Traubensaft oder Apfelsüßmost wird darübergegossen, und so wird die ganze Mischung auf den Tisch gestellt. Nach Belieben kann man nun mit etwas Zitronensaft abschmecken. Liebt man einen etwas pikanteren Geschmack, so kann man auch diese Mischung vor der Eiskühlung etwa 15 Minuten in der mäßigen Wärme ziehen lassen. Man gießt durch ein Sieb und serviert zusammen mit natürlichen Mineralwässern, die dann jeder nach eigenem Geschmack hinzufügen kann. Ein sehr beliebtes und gesundes Getränk.

7. Linomel-Stangen

Man nimmt den Inhalt einer ganzen Pakkung Linomel, mischt eine Handvoll Korinthen darunter, 100 g Datteln, die man in kleine Stücke zerschnitten hat, und 100 g Kokosraspeln. Die ganze Mischung wird gut durchgeknetet. Zum Schluß gibt man noch etwa 2 bis 3 Eßlöffel Nuxo-Mandelmus oder Haselnußmus dazu und 1 Eßlöffel Honig, knetet gut durch und breitet die Masse auf einem Holzbrett in einer 2 cm hohen Schicht aus. Das Ganze kann man noch mit Walnußöl bestreichen und an der Sonne oder bei mäßiger Wärme an der Luft garen lassen. Man schneidet in Streifen, die man dann wie Berliner Brot geben kann und die gut haltbar sind.

8. Linomel-Marzipan

Man bereitet nach den üblichen Rezepten eine Marzipanmasse. Je nachdem, ob man Zeit und Geld hat, kann man die folgenden Ausgangssubstanzen benutzen. Entweder man mahlt frische, enthäutete Mandeln oder man benutzt Mandelmus der

Nuxo-Werke oder man kocht Schalkartoffeln, diese werden enthäutet. Man läßt gut erkalten und püriert diese. Die Hälfte des in den üblichen Rezepten stehenden Puderzuckers kann durch Honig ersetzt werden. Ein Teil Puderzucker wird benötigt und ist auch nicht schädlich, weil diese Süßigkeiten selten angewandt werden und dann in Verbindung mit Öl-Eiweiß-Stoffen, wie aus dem folgenden Rezept ersichtlich ist. Man bereitet eine Marzipanmasse, in die man 200 g Mandeln zermahlt, 100 g Puderzucker werden daruntergemischt; sodann bereitet man aus Honig, den man zum Erwärmen bringt, unter Zugabe von etwa 50 g Wasser eine dünnflüssige Masse und gibt diese nach und nach unter die Mandel-Zucker-Mischung. Wenn man $^1/_3$ dieses Honigsirups unter das Mandelpüree gemischt hat, wird dieses auf dem Ofen bei mäßiger Flamme erwärmt, anschließend auf ein Holzbrett gegeben und nach dem Erkalten gut durchgeknetet. Man mischt erneut mit dem zweiten Drittel des Sirups, läßt wieder kurz aufwallen, erkalten, man arbeitet durch und verfährt mit dem dritten Anteil des Honigsirups in der gleichen Weise. Die so zubereitete Marzipanmasse schmeckt ausgezeichnet und ist nicht gesundheitsschädlich, vor allem wenn sie wie folgt gegeben wird: Die Marzipanmasse wird auf einem Brett zu sehr dünner Lage ausgebreitet (1 cm hoch). Sodann füllt man eine 1 cm hohe Schicht von Linomel darüber, bedeckt mit einer Marzipandecke, die höchstens 2 bis 3 mm stark ist, bestreut erneut mit einer Linomelschicht von 1 cm Höhe und bedeckt mit einer etwas stärkeren Marzipandecke, etwa 5 mm hoch, drückt mit der Hand das Ganze zu einer homogenen Masse und läßt gut erkalten und abtrocknen. Sodann werden Streifen geschnitten von etwa 5 cm Länge und 2 cm Breite. Diese Masse ist gesund, nahrhaft und kann wohl als Kinderfreude bezeichnet werden.

Selbstverständlich läßt sich nun die Herstellung dieser Schnittchen in der Weise abwandeln, daß man bei der oberen Schicht oder der mittleren Schicht durch Untermischen von etwas Kakao oder geraspelter Schokolade oder Nugatmasse weitere Variationen schafft.

9. Gefüllte Datteln

Schöne, gut geformte Datteln werden durch vorsichtiges Aufschlitzen einseitig geöffnet und entkernt. Nun steckt man in diese Öffnung eine halbe Walnuß, zwei Pinienkerne, eine halbe Mandel oder eine halbe Paranuß. Gefüllte Datteln serviert man mit Früchten oder Fruchtsalaten.

10. Kuchenrezept für den Sonntag

Für den Sonntag wird ein Kuchenrezept mitgeteilt, in dem nicht, wie in vielen anderen Kuchensorten, die wichtigsten Stoffe zerstört sind.

Zutaten: 100 g Pinienkerne, 400 g süße Mandeln oder Walnüsse, 1 Pfund Honig, 1 Pfund Kokosraspeln, 500 g Datteln, kernlos, 500 g Rosinen, 100 g geschälter Hafer oder Weizen, 250 g Korinthen, etwas Zitronat, fein gewiegt, 1 Eßlöffel geriebene Orangenschale.

Die Pinienkerne werden grob zerstoßen. Hafer oder Weizen frisch grob gemahlen. Der Honig wird im Wasserbad verflüssigt und mit den Kokosraspeln zu einem Teig verarbeitet. Diesen streicht man auf ein mit Pergament belegtes Kuchenbrett aus. Darüber streut man nun die gemahlenen Nüsse oder Mandeln. Datteln und Rosinen werden im Wolf zerkleinert und anschließend mit den gemahlenen Getreidekörnern, Zitronat, Pinienkernen, mit Orangenschale und Korinthen gut vermengt. Diese Masse füllt man auf das Kuchenblech. Nun bestreicht man die obere Schicht dünn mit Sonnenblumenöl oder mit Walnußöl, belegt mit Pergamentpapier und beschwert mit einem Brett und Gewicht. Nach 8 Tagen ist der Kuchen fertig. Man kann auch die Kokosraspeln je nach Geschmack durch gemahlene Nüsse ersetzen.

Im Rahmen der hier mitgeteilten Öl-Eiweißkost sind natürlich auch die meisten Rezepte der Reformbewegung verwertbar.

Es ist ja in der Reform immer Grundsatz gewesen, die Verwendung denaturierter Konserven zu meiden, die Rohkost zu bevorzugen, Gemüse möglichst nur zu dämpfen und Pellkartoffeln statt Salzkartoffeln zu verwenden. Aber im Rahmen dieser Forschungsergebnisse wird erneut deutlich: „haltbar gemachte" Präparate haben an Wert verloren.

Es muß aber auch in der Reformbranche der naturbelassenen Nahrung der Vorzug gegeben werden gegenüber Präparaten und vitaminisierten Produkten.

Speisefolgen-Beispiele

> Lebe morgens wie ein Fürst,
> mittags wie ein Weiser,
> abends wie ein Bettler.

Eine Woche im Winter

Montag

Vormittags: Muesli

Man häuft in ein Schälchen eine 1 bis 2 cm hohe Linomel-Schicht, darüber Apfelpüree von einem Apfel, bereitet in der Mitte eine Aushöhlung, füllt 1 bis 2 Eßlöffel Quark-Leinöl-Creme, die mit zerkneteter Banane geschmacklich abgerundet wurde, hinein und verziert mit Eden-Hagebuttenmus.
Diäsan-Brote mit Edelpilz-Käse (Käsefabrik Traunstein, Obbay.) oder Roquefort-Käse, dazu Getränke nach Geschmack.

Mittags: Chicorée-Salat mit Mayonnaise Nr. III. 23, 24, 25, 26, 27.
Gedämpftes Porree-Gemüse und Schalkartoffeln,
dazu Käsegebackenes.
Nachtisch: Apfelschnee.

Abends: Buchweizenring mit Füllung, z. B. Nr. VIII, 3 oder 5, (Pilze), Pilzhaschee oder Zubereitungen unter Verwendung von Tomatenmark.

Dienstag

Vormittags: Muesli

In ein weites Schälchen gibt man 1 Tasse Milch, verteilt darüber einen Kranz von Haferflocken, in die Mitte gibt man Apfelpüree, das aus 1 Apfel und 1 Apfelsine hergestellt wurde. Die Schale verziert man oben mit geriebenen Nüssen.
Zum Brot (natürlich Vollkornbrot) Quark und Leinöl mit Gewürzkräutern, dazu ein Diäsan-Brot mit Camembert-Käse.

Mittags: Möhren und Sellerie geraspelt.
Schalkartoffeln und Gemüsesalat gem. Nr. III, 1 mit Karotten.
Leinöl steht immer auf dem Tisch, ebenso die Würze Shoju.
Als Nachtisch Quark und Leinöl mit Apfelsinenscheiben verziert.

Abends: Reisflammeri mit Backpflaumen.

Mittwoch

Vormittags:

Muesli

Früchtemus, aus 1 Apfel und Hagebuttenmark bereitet, darüber schichtet man eine Lage Quark-Leinöl-Creme, mit Honig abgeschmeckt, dann mit Linomel gut bestreuen.
Brot mit Diäsan, dazu Schnittlauch, Zwiebelringe, Kräuterkäse geraspelt.

Mittags:

Schwarzwurzeln roh, Blumenkohl roh und dazu milchsaure Möhren, in Streifen geschnitten.
Nudelring, gefüllt mit Sojalin-Kartoffeln, die mit reichlich Gewürzgurken versetzt wurden.
Nachtisch: 1 Apfelsine.

Abends:

Kalte Schnittchenplatte gem. Nr. IX, 6.
Dazu Tee oder anschließend ein Saftgetränk.

Donnerstag

Vormittags:

Muesli

$^1/_2$ Tasse Milch wird in ein Schälchen gefüllt, dazu 2 bis 3 Eßlöffel Sojaflocken (Nuxo-Werke), 1 Apfel wird püriert darübergegossen, in der Mitte bereitet man eine Aushöhlung und gibt 2 Eßlöffel Diät-Frucht hinein.
Diäsan-Brote mit geraspelten weißen oder schwarzen Rettichen.

Mittags:

Salat aus Äpfeln, Möhren, Sellerie, alles grob geraspelt, zubereitet mit Mayonnaise. Nr. III, 23 bis 27.
Zwiebelauflauf mit Leinöl übergossen, anschließend 1 Tasse Milch.

Abends:

Schrotbrei mit warmer Soße gem. Nr. VIII, 4 bis 6, oder mit Weinschaumsoße.

Freitag

Vormittags:

Muesli

Man schichtet Linomel 1 bis 2 cm hoch in ein Schälchen, übergießt mit einem pürierten Apfel und anschließend mit einer Lage süßer Mayonnaise, mit Zitrone gut abgeschmeckt, schwach mit Honig gesüßt. Man kann mit Stückchen kandierter Zitronenschale verzieren.
Diäsan-Brote mit Harzer Käse.

Mittags:

Salat aus Spinat oder rotem Kappus oder weißem Kappus.

Suppe aus Kartoffeln, Porree, Sellerieknollen oder grünem Wirsing (gedämpft), mit Sojalinkartoffeln gefüllt oder mit Schalkartoffeln gereicht.

Abends: Buchweizenschnitte (des erkalteten Breies), evtl. in Diäsan gebraten, mit Hagebuttensoße oder Weinsoße gereicht (Nr. VIII, 6).

Sonnabend

Vormittags: Muesli

1 bis 2 cm langes Stück Meerrettich wird mit Milch im Mixgerät püriert oder fein gerieben, 1 Apfel wird püriert, das ganze zieht man unter die Quark-Leinöl-Mischung gem. Nr. II (süß), dann reibt man Studt-Brot, bestreut das Schüsselchen, reicht so zu Tisch. Man gibt außerdem noch Schüsselchen mit geriebenem Studt-Brot und in Streifen geschnittenem Brot dazu. Man kann auch einige Streifen dieses Brotes oder die Weghorn-Vollkornwaffeln zur Verzierung senkrecht in die Schüsselchen stecken.

Mittags: Blumenkohl roh, dazu einige Sträußchen Petersilie und einige Röschen des milchsauren Blumenkohls.
Linsen werden wie üblich mit etwas Porree zur Suppe gekocht, mit Diäsan abschmecken und gut würzen. Mit Sauerkraut servieren.
Nachtisch: Quarkkuchen gem. Nr. X, 2.

Abends: Zwiebelkuchen mit Süßmost.

Sonntag

Vormittags: Muesli

In ein Schüsselchen schichtet man zunächst eine Lage Apfelpüree, darüber eine Schicht Linomel und darüber die dritte Schicht Quark-Leinöl, mit Kakao intensiv vermischen, mit Honig nachsüßen, gut abschmecken, evtl. etwas Kaffeepulver der Milupa-Werke dazu verwenden. Brot mit Diäsan, Edelpilz-Käse. Man kann evtl. die Platte mit Trüffeln gut arrangieren.

Mittags: Platte Obstsalat gem. Nr. IV, 1 oder 2.
Pikantes Törtchen Nr. I oder II, Schalkartoffeln, Salatplatte mit farblich gut arrangierten Gemüsen, in der Mitte evtl. den pikanten Gemüsesalat Nr. III, 22. Am Rande verziert man mit Blumenkohl, Möhren, Petersilie, Gurken.
Eine Tasse Kaffee oder Schokolade, dazu Apfelküchlein, überbacken gem. Nr. X, 3, oder Quittenmost.

Abends: Schnittchenplatte.

Eine Woche im Sommer

Montag

Vormittags:	Muesli
	2 Eßlöffel Sojaflocken werden zusammen mit Beeren und 1 Tasse Milch als Suppe gereicht. Diäsanbrote mit Gurkenscheiben und Wildkräutern.
Mittags:	Junge Möhren und Zuckererbsen ganz und roh. Buchweizenring mit pürierten Früchten (Birnen, Äpfeln, Pflaumen in Stückchen daruntergemischt), dazu frischer Obstsaft als Beiguß.
Abends:	Kaltschale aus Quark und Leinöl mit Honig gesüßt und 2 Eßlöffel Linomel, dazu Studt-Brot, fein gerieben.

Dienstag

Vormittags:	Muesli
	Linomel mit Beeren oder Steinfrüchten gewürfelt, mit Milch übergossen, als Suppe. Diäsan-Brote mit Radieschen in Scheiben und Gewürzkräutern.
Mittags:	Joghurt mit 1 Handvoll Himbeeren vermischt, frische Kartoffeln mit Leinöl und Salat dazu.
Abends:	Diäsan-Schnitten mit Tomate und Gurke.

Mittwoch

Vormittags:	Linomel überschichtet mit Obstsalat. Diäsanbrot mit Bierrettichen. Kartoffeln mit Tomatensalat, dazu Brätlinge aus Buchweizen, der mit viel Gewürzkräutern versetzt wurde.
Mittags:	Salat von Wildkräutern (Löwenzahnsalat).
Abends:	Sojaflocken mit Sauermilch und überstreut mit Studt-Brot.

Donnerstag

Vormittags:	Muesli
	Quark-Leinöl-Creme mit Obstsalat überschichtet und mit Linomel bestreut, Diäsan-Brote mit Tomatenscheiben, mit Gundermann und Zwiebeln fein gewiegt, überstreut. Rettiche geraspelt als Vorspeise.

Mittags:	Schrotbrei oder als Ring mit frischen Pilzen.
Abends:	Kaltschale aus Quark-Leinöl-Creme mit viel Milch versetzt, mit Beerenfrüchten dazu.

Freitag

Vormittags:	Muesli
	Sojaflocken mit Obstsalat überschichtet, mit Obstsaft, der frisch abgepreßt wurde, gut durchtränkt, verzieren mit Quark-Leinöl-Creme, gegebenenfalls mit Quark-Creme und Walnußöl innig vermischt, mit Honig gesüßt. Diäsanbrote mit Kräuterbutter aus Wildkräutern.
Mittags:	Hopfenrankenspitzen oder Bocksbartspitzen oder die jungen Triebe von Weidenröschen. Gedämpfter Fenchel mit Diäsan gefettet, mit oder ohne Kartoffeln! Nachtisch: Obst.
Abends:	Buchweizenring mit Weinsoße, die mit frischen Obstsäften versetzt wurde.

Sonnabend

Vormittags:	Muesli
	Ganze Früchte, Birnen, Pflaumen, Stachelbeeren, Diäsanbrot mit Schweizer Käse.
Mittags:	Gurken, von ungeschälter Gurke 2 cm dicke Stücke schwach mit Zucker bestreut. Schalkartoffeln und grüner Salat mit Radieschen verziert, dazu Kräuterbutter zu Kugeln geformt oder zerlassen als Beiguß.
Abends:	Hirsebrei kalt mit einer süßen Soße gem. Nr. VIII.

Sonntag

Vormittags:	Muesli
	Heidelbeeren, dazu eine Quarkcreme, die auf $1/4$ Quark 40 g Walnußöl enthält und innig vermischt ist, mit Honig gesüßt. Diäsanbrote mit Roquefort.
Mittags:	Maiskolben halb reif, roh, unzubereitet, schön arrangiert serviert. Frische Pilze im Reisrand mit Diäsan übergossen.

Nachtisch: Festschale der Obstsalate gem. Nr. IV, mit Quark-Walnußöl, mit Honig gesüßt und halbierten Walnüssen verziert.

Abends:
Eine Schnittchenplatte unter besonderer Berücksichtigung der Radieschen-, Rettich-, Tomaten-, Gurkenbrote, verziert mit Gemüsen, Wildkräutern, wie sie die Jahreszeit bietet, z. B. Hopfenrankenspitzen, jungen Trieben des Bocksbartes, Gurkenscheiben, Radieschen, geraspelten Rettichen, Miere, Hirtentäschle.

Die Woche im früchtereichen *Herbst* ist nicht schwer zu gestalten.

Im *Frühling* wählt man nach Angebot, was gerade frisch zur Verfügung steht. Erdbeeren, Kirschen, Steinfrüchte und das erste Frühlingsgemüse, möglichst viel zu Salat bereitet, möglichst viel Wildgemüse.

Für Berufstätige und vielbeschäftigte Leute (Schnellgerichte)

Gebrauchsfertige Gerichte, deren Zubereitung nur wenig Zeit in Anspruch nimmt, werden gegenwärtig in zahlreichen Variationen angeboten. In Konservendosen, in Beuteln, die innerhalb von kurzer Zeit eine Suppe liefern, oder in Würfeln bietet die Ernährungsindustrie derartige vorbereitete Gerichte an.

Wer berufstätig ist und aus der gegebenen Situation leicht geneigt ist, in aller Kürze ein selbstbereitetes Gericht zuzubereiten, weiß, wie leicht man gerade dieser Gerichte überdrüssig wird. Dies dürfte nicht zuletzt damit zusammenhängen, daß der Körper rein instinktiv Nahrungsmittel ablehnt, die mit Konservierungsmitteln versetzt sind. Denn diese Konservierungsmittel sind der Gesundheit nicht dienlich, ja sie verhindern die richtige Auswertung der Nahrung im Organismus. Aus diesem Grunde wird bei einer derartigen Verpflegung mengenmäßig meistens auch zuviel benötigt, mehr als dem Wohlbefinden zuträglich ist.

Es ist aber möglich, auch bei schnell zubereiteten Gerichten die Auswahl so zu treffen, daß man vollwertige und leicht bekömmliche, gesunde Nahrung genießen kann.

Wesentlich ist, daß bei der Anwendung der Rohkost die genügende Zufuhr der Eiweiß-Fettstoffe berücksichtigt wird, vor allen Dingen auch die rechte Harmonie zwischen Bestandteilen an Eiweiß und Fettnahrung. Dieser Gesichtspunkt ist bisher nicht genügend berücksichtigt worden. Aus diesem Grunde ist die Auffassung verbreitet, daß Rohkostnahrung nicht genügend sättigt oder nicht genügend vorhält. Achtet man darauf, daß bei jeder Nahrung genügend Eiweiß und Fett mit zugeführt wird, so hat gerade die so zubereitete Rohkostnahrung einen großen Sättigungswert und hält länger vor als die üblichen Fleischspeisen. Die ausreichende Zufuhr und die rechte Harmonie zwischen hochungesättigten Fetten und bestimmten schwefelhaltigen Eiweißstoffen ist also bei der Zusammensetzung der Nahrung von Bedeutung. In alten Rohkostvorschlägen, z. B. auch bei der Zusammensetzung des Muesli, sind diese Gesichtspunkte oft ohne wissenschaftliche Begründung rein intuitiv beachtet worden. Schnellgerichte in der Art der Muesli und auch Schnellgerichte auf herzhafte Art, zubereitet als Mittagsmahlzeit, sind möglich, wie an einigen Beispielen gezeigt werden soll.

1. Muesli unter Anwendung eines Mixgerätes

Man schrotet im Mixgerät eine Handvoll guter Leinsaat (Ölsaatzucht) oder man hat eine Packung Linomel griffbereit und benutzt davon 1 bis 2 Eßlöffel. Anschließend wird ein Apfel im Mixgerät püriert. Andere Früchte, wie Apfelsinen, im Sommer Pflaumen, Beeren usw., im Winter Rosinen, Korinthen, Datteln, Feigen, können fein gewürfelt und daruntergemischt werden. Berufstätige haben selten Gelegenheit, sich täglich frisch mit Milch zu versorgen. Aus diesem Grunde wird bei diesen Schnellgerichten auch getrost geraten, Dosen- oder Trockenmilch zu verwenden. Über das vorstehend beschriebene Muesli gießt man nun etwas Dosenmilch oder streut 1 bis 2 Eßlöffel Trockenmilch und gibt dann etwas abgekochtes Wasser hinzu. Die Anwendung der Fruchtsäfte, Muttersäfte oder Mostzubereitungen, wie man sie im Reformhaus bekommen kann (Eden), wird in diesem Zusammenhang sehr empfohlen.

2. Mueslizubereitung ohne Anwendung der Mixgeräte

Man gibt 1 bis 2 Eßlöffel Linomel in das Schälchen, würfelt einige Früchte, streut sie darüber, begießt mit Dosenmilch und außerdem mit Fruchtsäften, mischt das Ganze durch. Dies so zubereitete Muesli hat einen großen Sättigungswert und ist sehr schnell fertig. Um sich Abwechslung zu verschaffen, kann man an Stelle des Linomel Haferflocken oder andere Flocken verwenden, jedoch soll nicht unerwähnt bleiben, daß geröstete Flocken nicht den Sättigungswert und Gehalt an Nährstoff besitzen wie die unerhitzte, im Naturzustand belassene Leinsaat in Form des Linomel-Nuß-Granulates. Empfohlen wird auch die Verwendung der Sojaflocken zur Herstellung der vorstehend beschriebenen Muesli, die man auch durch Zugabe von reichlich Milch als Frühstückssuppe genießen kann. Wählt man zum Ersten Frühstück ein derart zubereitetes Muesli und ißt noch eine Scheibe Brot mit Diäsan und Käse, mit Sojalin oder mit Tomaten, so erübrigt sich bestimmt das Zubereiten und Mitnehmen von Frühstücksbroten.

3. Herzhafte Mittagsgerichte

Wenn Berufstätige sich die Schalkartoffeln für mehrere Tage gleichzeitig kochen, so ist dies nicht abzulehnen. Man schneidet einige Schalkartoffeln in die Emailpfanne. Man kann sich gut daran gewöhnen, sie auch mit Schalen zu benutzen, gibt 1 Eßlöffel Sojalin, dann 2 Eßlöffel Diäsan dazu (zu 3 mittelgroßen Kartoffeln gerechnet), stellt auf die Gasflamme, wobei man zweckmäßigerweise ein Drahtnetz unterlegt, und erwärmt bei mittlerer Flamme. Sind Kartoffeln und Fett erwärmt, so füllt man mit Eden-Tomatensaft auf. Während die Kartoffeln erwärmt werden, kann man noch 1 bis 2 Gewürzgurken fein würfeln und anschließend unter das Kartoffelgericht mischen. Will man sehr wenig Zeit zum Zubereiten verwenden, höchstens 5 Minuten, so wählt man als Beilage zu diesem Kartoffelgericht Eden-Sauerkraut, roh, Eden-Blumenkohl, milchsauer, oder Dillgurken. Kann man die Zeit erübrigen, die die Kartoffeln zum Garwerden benötigen, also 20 Minuten, so kann man, während die Kartoffeln garkochen, die Zeit zum Zubereiten eines Salates benutzen. Man verfährt dann wie folgt.

4. Schalkartoffeln mit Salat

Man wäscht Kartoffeln gründlich, bürstet gegebenenfalls die Schale ab, setzt im Etagenkochtopf aufs Feuer. Sodann bereitet man in einer Schale die Salattunke in der Weise, daß man einen Eßlöffel Quark oder einen Eßlöffel Magermilch-Trockenpulver oder einen Eßlöffel Elite-Vollmilchpulver oder Dosenmilch in die Schale gibt, dazu einen Eßlöffel Leinöl, alles gut verrührt, sodann mischt man Kräuterpulver, feingewiegt, Schnittlauch, eine kleingeschnittene Zwiebel, oder was man gerade zum Würzen benutzen will, unter diese Zubereitung. Ebenso den Saft einer Zitrone. Man schlägt die Salattunke gut durch, anschließend wäscht man den Salat, aber nicht vorher, da in dieser Zwischenzeit die Salattunke etwas ziehen kann. Man wäscht den Salat, im Winter z. B. Chicorée, schneidet ihn klein und bereitet den fertigen Salat. Auch Berufstätige können im Sommer auf dem Wege Wildgemüse mit nach Hause nehmen, vor allen Dingen die sehr empfehlenswerten Rosetten des Löwenzahns. Mit ein bis zwei Rosetten kommt man für eine Person reichlich aus, sie werden, während die Kartoffeln kochen, gewaschen, feingeschnitten und unter die vorbereitete Salattunke gemischt. Inzwischen sind die Kartoffeln gar geworden. Man füllt die Schalkartoffeln auf die Teller, dazu den Salat. Zu den Kartoffeln kann man einen Stich Sojalin oder etwas Diäsan geben oder aber einfach Leinöl über die mit der Gabel aufgestochenen Kartoffeln gießen und etwas mit Shoju würzen. Auch Kräutersalz ist hier zur Anwendung geeignet.

5. Porree als Schnellgericht

Auf dem Wege nach Hause nimmt man sich eine kräftige Stange Porree mit. Man wäscht sie kurz, schneidet sie in Stücke, gibt sie in den Etagenkochtopf und läßt sie etwa 10 Minuten dämpfen. Anschließend füllt man den gedämpften Porree auf die Teller, gibt einen Eßlöffel Diäsan darüber und auf die inzwischen heißgemachten oder gegarten Kartoffeln.

6. Porreesuppe als Schnellgericht

Man bringt eine Stange Porree und ein Stück Sellerie auf dem Wege mit nach Hause, schneidet, wäscht und gibt diese in einen Topf und bringt mit wenig Wasser zum Kochen. Inzwischen reibt man 1 bis 2 rohe Kartoffeln im Mixgerät oder auf der Reibe, gibt sie in die kochende Gemüsesuppe, läßt kurz aufwallen, schmeckt mit Salz ab und gibt 1 bis 2 Eßlöffel Diäsan dazu. Man kann auch geschmacklich variieren, indem man einen Guß Tomatensaft hinzufügt oder Eden-Möhrensaft. Zubereitungsdauer höchstens 10 Minuten.

7. Blumenkohl als Schnellgericht

Man säubert einen Blumenkohl, gibt ihn in den Etagentopf und dämpft etwa 10 Minuten. Man füllt den ganzen Blumenkohl auf den Teller, schneidet in der Mitte genau der Länge nach durch und begießt mit einer Tunke, die man wie folgt bereitet hat.
Das wenige Gemüsewasser, das man im Etagenkochtopf erhält, wird mit einem Teelöffel Eden-Steinpilzhaschee oder Eden-Tomatenmark verrührt, dann gibt man 1 bis 2 Eßlöffel Diäsan in diese Brühe, verrührt gut, schmeckt mit Shoju oder mit Kräutersalz ab und gießt über den Blumenkohl. In der gleichen Weise kann man mit verschiedenen Gemüsesorten verfahren, die nicht allzulange zum Garen brauchen. Im allgemeinen benötigen die Gemüsesorten viel weniger Zeit zum Kochen, wenn man sich daran gewöhnt, daß nicht alles übermäßig zerkocht ist.

8. Linsengericht als Schnellgericht

Am Abend stellt man etwa zwei Hände voll Linsen, die gewaschen wurden, zum Vorweichen in Wasser auf die Heizung. (Im Sommer gibt es genügend Frischgerichte, so daß man nicht zu dieser Zubereitung greifen wird.) Nachdem die Linsen etwa 20 Stunden bei mittlerer, mäßiger Wärme gequollen sind, kann man sie ohne weiteres wie Salat zubereiten und so genießen. Schmeckt mit Mayonnaise ausgezeichnet und ist gut bekömmlich. Zusätzlich Kartoffeln zu geben, erübrigt sich. Allerdings kann man zweckmäßigerweise intensiv mit Sauerkrautsaft abschmecken. Schnittlauch oder Petersilie, feingewiegt, darüberzustreuen ist immer empfehlenswert.

9. Sellerieknolle als Hauptgericht

Selber berufstätig und nicht geneigt, sehr viel Zeit für die Zubereitung der Nahrung für eine Person zu verwenden, habe ich mich daran gewöhnt, als Hauptmahlzeit mindestens viermal in der Woche nur ein Salatgericht zu mir zu nehmen. Wenn die Zeit es eben erlaubt, Löwenzahnsalat oder Wildgemüsesalat, sonst Chicorée, Blumenkohlsalat oder andere Salate. Es sei auch geraten, sich im Winter etwa eine ganze Sellerieknolle hinzulegen und diese im Laufe des Tages stückweise und gut zerkaut zu verzehren. Es erübrigt sich dann, wenn ein gutes Frühstück morgens vorausgegangen ist, jedes weitere Hauptgericht. Allerdings sollte man wechseln und diese Form der Rohkost nicht einseitig forcieren.

10. Gemüse-Paprikaschoten, roh

Von den Paprikaschoten schneidet man vorsichtig die Kugel ab und entfernt — das muß sehr vorsichtig erfolgen — nur die Samenkörner, sodann füllt man die unter Nr. X, 7, bereitete Käsecreme in die Paprikaschoten, setzt den Deckel auf, betüpfelt mit weißer Quark-Leinöl-Mischung und serviert so.

Vier Wochen im Krankenhaus

Im November

Mittwoch

Vormittags: Muesli: 2 Eßlöffel Linomel mit kleingeschnittener Banane überschichten, mit etwas schwarzem Johannisbeersaft übergießen. Darüber Quark und Leinöl mit Honig.
Brot mit Käse und Rohkost (Tomate, Rettich).

Mittags: A. Gemüsesuppe, mit Sellerie und Möhren gekocht. Die Gemüseeinlage nach dem Kochen mit 1 Tomate und etwas Brühe pürieren, wieder in die Brühe geben, mit Diäsan, Ohlys Hefeextrakt und Kräutersalz abschmecken.
B. Pellkartoffeln mit Quark und Leinöl (mit Kümmel abgeschmeckt). Dazu saure Gurke, Tomate, grünen Salat.
C. Als Nachtisch 1 Apfelsine.

Abends: Buchweizenbrei mit Heidelbeersaft.
Belegte Brote.

Donnerstag

Vormittags: Linomel (2 Eßlöffel), Feigen und Datteln, klein geschnitten, mit pürierten Äpfeln vermischt als Obstschicht. Darüber Quark mit Leinöl und Honig.

Mittags: Rohkostplatte mit Rettich, Möhren (mit pürierten Äpfeln), Petersilie, sauren Gurken. Falls vorhanden, mit milchsaurem Gemüse.
Pellkartoffeln mit Spinat (mit Diäsan gefettet).
Nachtisch: Quark mit Leinöl und Honig mit Kokosraspeln mischen und bestreuen.

Abends: Pfefferminztee mit Honig. Brote mit Diäsan, Rettich, Radieschen, Tomaten, Gurkenscheiben.

Freitag

Vormittags: Linomel (2 Eßlöffel), Datteln, klein geschnitten, mit Apfelsinenstückchen (klein geschnitten). Darüber Quark mit Leinöl und Honig, mit reichlich Pinienkernen verziert.

Mittags: Grüner Salat mit reichlich Mayonnaise aus Quark und Leinöl (mit Zitrone sauer abgeschmeckt).
Reis mit Diäsan und Honig. Dazu rohe Äpfel, püriert, mit Rosinen, die in Traubensaft vorgeweicht wurden.

Abends: Sojaflocken (2 Eßlöffel), heiße Milch mit Haselnüssen, püriert, darübergeben.
Bei Bedarf Schnittchen.

Sonnabend

Vormittags: Linomel (2 Eßlöffel), darüber Äpfel, püriert. Darüber Quark und Leinöl mit Honig und Kokosraspeln.

Mittags: Linsensuppe mit Kartoffeln, mit Diäsan gut gefettet, abgeschmeckt mit Hefeextrakt, Pritamin und Dill.
Nachtisch: Quark und Leinöl mit Honig über Fruchtsalat.

Abends: Milchsuppe mit Vollreis, mit Honig gesüßt, mit Diäsan gefettet. Schnittchen.

Sonntag

Vormittags: Linomel (2 Eßlöffel), kleingeschnittene Apfelsine. Darüber Quark und Leinöl mit Honig, mit Kakaopulver. Mit Mokkabohnen und Pinienkernen verziert.

Mittags: Grüner Salat mit Mayonnaise aus Quark und Leinöl mit Zitronensaft, sauren Gurken und Schnittlauch.
Blumenkohl, Schalkartoffeln. Heiße Tomatensoße mit verlorenen Eiern.
Nachtisch: Wenn möglich Melonen.

Abends: Buchweizen, vormittags gekocht, zum festen Brei erkaltet, in Scheiben geschnitten serviert. Dazu Äpfel, püriert, mit Rosinen.
Bei Bedarf Schnittchen.

Montag

Vormittags: Linomel (2 Eßlöffel); Äpfel, püriert, mit kleingeschnittenen Feigen und etwas Muttersaft (Heidelbeer) verrührt. Darüber Quark mit Leinöl und Honig.

Mittags: Rohkostplatte mit Rettich, Möhren mit pürierten Äpfeln, milchsaurem Gemüse, sauren Gurken.
Pellkartoffeln, Heringsstipp (Hering klein geschnitten, Gurken gewürfelt, Mayonnaise aus Quark und Leinöl).
Als Nachtisch Obst.

Abends: Sojaflocken, Apfelsinenstückchen, darüber heiße Milch.
Belegte Schnittchen.

Dienstag

Vormittags: Linomel, Äpfel, Birnen und Trauben in Stückchen geschnitten. Darüber Quark, Leinöl und Honig.

Mittags: Gemüsebrühe mit Sellerie, roh püriert, abgeschmeckt mit Shoju oder Hefeextrakt, Dill, Liebstöckel und reichlich Diäsan. Pellkartoffeln, Selleriescheiben, in Diäsan gebacken. Salat aus Chicorée.
Nachtisch: Quark mit Leinöl, Honig und Kakaopulver, Walnüssen oder Haselnüssen.

Abends: Vollreis, gesüßt mit Honig. Mit Heidelbeermuttersaft. Bei Bedarf belegte Schnittchen.

Mittwoch

Vormittags: Linomel, darüber Quark mit Leinöl und Honig sowie Walnüssen, Apfelsinenscheiben als oberste Schicht.

Mittags: Rohkostplatte: Rettich, grüner Salat, Tomaten. Pellkartoffeln, gedämpftes Gemüse aus Gurken und Tomaten, mit Diäsan gut gefettet.
Nachtisch: Quark, Leinöl und Honig mit Bananen.

Abends: Gemüsebrühe, herzhaft abgeschmeckt, das gekochte Gemüse püriert in die Brühe geben, mit Diäsan fetten. Diese heiße Brühe im Suppenteller über 2 Eßlöffel Grünkernflocken (Reformhaus) geben. Belegte Schnittchen.

Donnerstag

Vormittags: Linomel, Rosinen in Muttersaft (Johannisbeer) eingeweicht, unter pürierten Apfel gerührt. Quark mit Leinöl und Honig und Kokosflocken.

Mittags: Reiswasser, mit Curry und Diäsan abgeschmeckt (in der Tasse serviert).
Vollreis, mit Diäsan gefettet, mit Pilzen oder Tomaten.
Nachtisch: 1 Schnitte Brot, mit Diäsan bestrichen und mit Käse belegt, überbacken. Mit Tomatenscheibe garniert.

Abends: Sojaflocken mit heißem, verdünntem Saft übergossen. Belegte Brote.

Freitag

Vormittags: Linomel. Darüber Apfel, püriert. Quark, Leinöl, Honig mit Mandelmus (pro Person 1 Teelöffel).

Mittags:	Rohkostplatte: Rettich, Möhren mit püriertem Apfel, Petersilie, milchsaures Gemüse. Pellkartoffeln mit Quark und Leinöl a) mit rohem Paprika, b) mit Kümmel vermischt. Zum Nachtisch 1 Glas Buttermilch.
Abends:	Pfefferminztee mit Honig. Dazu Schnittchen mit Tartex, Steinpilzpaste, sauren Gurken.

Sonnabend

Vormittags:	Linomel. Quark, Leinöl, Honig, Mohnöl (1 Eßlöffel). Darüber pürierte Äpfel mit reichlich Mohnsamen.
Mittags:	Brühe mit Blumenkohl gekocht, dazu roh pürierte Tomaten mit Milch. Mit Diäsan gut fetten. (Gibt legierte Suppe mit Blumenkohlstückchen. Herzhaft mit etwas Paprika abschmecken.)
Abends:	Buchweizenbrei mit Muttersaft. Schnittchen.

Sonntag

Vormittags:	Linomel. Apfelsine, klein geschnitten. Quark, Leinöl und Honig mit Kakao, pro Person 1 Teelöffel Nugatmasse dazwischenpürieren.
Mittags:	Rohkostplatte (ohne Quark-Leinöl-Mayonnaise). Kartoffelsalat mit gekochtem Ei (Mayonnaise mit Quark und Leinöl). Nachtisch: Apfelsinenstückchen und Ananasstückchen. Darüber Quark mit Leinöl und Honig (indische Art).
Abends:	Vollreis, gekörnt gekocht, gut mit Diäsan gefettet. Dazu rohpürierte Äpfel mit Muttersaft, Rosinen.

Montag

Vormittags:	Linomel. Birnen in Stückchen schneiden, mit einigen Rosinen, Quark, Leinöl und Honig mit Mandeln.
Mittags:	Gemüsebrühe von den gedämpften Bohnen, gut abgeschmeckt, mit Diäsan gefettet als klare Brühe vorweg. Pellkartoffeln, Brechbohnen, mit Diäsan gefettet. Nachtisch: Quark mit Leinöl und Honig über Fruchtsalat.
Abends:	Hagebuttentee mit Honig. Schnitten mit rohen Zutaten (Gurken, Tomaten, milchsaures Gemüse).

Dienstag

Vormittags:	Linomel. Feigen in Stückchen schneiden und Äpfel pürieren. Quark, Leinöl und Honig, mit Zitronen- und Apfelsinensaft abgeschmeckt.

Mittags:	Feldsalat (oder anderer grüner Salat), mit Zitrone und Leinöl angemacht.

Mittags: Feldsalat (oder anderer grüner Salat), mit Zitrone und Leinöl angemacht.
Pellkartoffeln, Quark-Leinöl-Mayonnaise mit gehackten Gewürzgurken vermischen; dazu etwas milchsaures Gemüse.
Nachtisch: Melone oder andere Früchte.

Abends: Haferflocken, trocken, mit heißer Mandelmilch übergießen. (Zubereitung: Einige Eßlöffel Mandelmus werden unter allmählicher Zugabe von Wasser gut verrührt, bis eine Art Milch entsteht. Mit Honig süßen.)

Mittwoch

Vormittags: Linomel, Quark, Leinöl, Honig, Weinbeeren, in weißem Traubensaft vorgeweicht (Vitaborn). Dazu Käsebrote.

Mittags: Rohkostplatte: Möhren, geraspelt, mit pürierten Äpfeln, dazu 1 Eßlöffel Mandelmus, mit Orangensaft beträufeln. Kohlrabi, geraspelt, mit etwas Mandelmus vermischt.
Reibeplätzchen in Leinöl gebacken. Teig zu Reibeplätzchen: Mit Sojamehl nachdicken und pürierte Zwiebel zugeben, mit Kräutersalz abschmecken. Eier nach Belieben. Zu den Reibeplätzchen werden rohpürierte Äpfel gereicht. Die Äpfel werden mit etwas Milch im Starmix püriert; zur Erhaltung der hellen Farbe mit etwas Quark vermengen.

Abends: Schnitten mit Gewürzgurken, Tartex, etwas milchsaurem Blumenkohl und Möhren.

Donnerstag

Vormittags: Linomel, Quark, Leinöl, Honig mit Mandeln, püriert, mit rotem Traubensaft übergießen.
Schnitten mit Harzer Käse oder Camembert.

Mittags: Suppe aus Rosenkohlwasser mit Diäsan, Kräutersalz und Paprika abgeschmeckt, dazu rohpürierte Tomaten, Möhren, Sellerie.
Schalkartoffeln, Rosenkohl, mit Diäsan gefettet.
Quark, Leinöl, Honig über Mandarinenstückchen.

Abends: Schnitten mit Tomaten, Rettich, Gervais, sauren Gurken.

Freitag

Vormittags: Linomel, pürierte Äpfel mit pürierten Walnüssen. Darüber Quark, Leinöl, Honig.

Mittags: Rohkostplatte: Rote Beete, sehr fein geraspelt, mit Walnußöl und Apfelfriat angemacht. Man läßt zum Erweichen die Roten Beete mindestens zwei Stunden stehen.
Hirsebrei mit Kräutersalz gewürzt, mit Diäsan gefettet, dazu Pa-

prikasoße: 1 Dose Pritamin, dazu 2 Eßlöffel Diäsan, 1 Zwiebel und 2 Tomaten, die roh im Starmix püriert werden. Alles wird nur ganz kurz erhitzt, mit Kräutersalz abgeschmeckt und über den Hirsebrei gegeben.

Quitten, in kleine Würfel geschnitten, weich gekocht, mit Honig gesüßt, mit 1 Eßlöffel Quark und Leinöl überschichtet, Quark und Leinöl mit etwas Quittensaft versetzt.

Abends: Suppe aus Reiswasser, mit Curry gewürzt, mit Diäsan gefettet. Dazu Schnittchen mit Tartex, Tomate, Gervais, Pritamin.

Sonnabend

Vormittags: Linomel, Quark, Leinöl, Honig mit Mohnöl. Mit Mohn bestreut, mit wenig Saft übergossen. Käseschnitten.

Mittags: Linsensuppe mit Porree gekocht, herzhaft abgeschmeckt mit Diäsan, püriertem Porree, Paprika, Shoju und Kräutersalz.
Als Nachtisch 1 Glas weißen Traubensaft.

Abends: Reis, mit Honig gesüßt, mit Diäsan gefettet. Dazu pürierte Äpfel mit Weinbeeren, die in Johannisbeersaft vorgeweicht wurden.

Sonntag

Vormittags: Linomel, Quark, Leinöl, Honig. Reichlich frische Ananas, in kleine Stücke geschnitten und daruntergemischt (sofort servieren).

Mittags: Suppe aus Bohnenwasser, herzhaft abgeschmeckt mit Kräutersalz, Diäsan, Ohlys Hefeextrakt, dazu pürierte Bohnen, gegart, rohe Tomaten, Möhren.
Schalkartoffeln mit Brechbohnen, mit Diäsan gut gefettet.
Quark mit Leinöl, Honig und Ananas.

Abends: Kakao, Schnitten mit Gervais, darüber Pritamin, Kümmel, Petersilie, Gurkenscheiben.

Montag

Vormittags: Linomel, weiche Birnen, gewürfelt, darüber Quark, Leinöl, Honig und Pinienkerne, wenig zerkleinert.

Mittags: Suppe mit Sellerie (mit Grün), Möhren, Porree, gekocht. Gemüse, püriert, in die Brühe gegeben, herzhaft abschmecken mit Shoju und Diäsan.
Schalkartoffeln. Quark, Leinöl in zwei Variationen: 1. mit wenig Kümmel, mitpüriert, 2. mit Petersilie.
Nachtisch: gefüllte Datteln. Schön geformte Datteln werden geschlitzt, entkernt; dann steckt man halbierte Walnüsse oder Pinienkerne oder Paranüsse in den Schlitz.

Abends: Buchweizenbrei mit Heidelbeersaft. Schnitten mit Diäsan, Gervais.

Dienstag

Vormittags: Linomel, Äpfel, püriert mit in Saft vorgeweichten Rosinen. Darüber Quark mit Leinöl und Honig.

Mittags: Chicoréesalat mit Quark-Leinöl-Mayonnaise, die mit sauren Gurken und Zitrone abgeschmeckt ist.
Vollreis mit Diäsan, gut gefettet. Beiguß aus Tomaten und gedämpftem Paprika, im Starmix püriert, mit Diäsan gefettet.

Abends: Sojaflocken, mit heißer Milch (mit Haselnußmus) übergossen. Schnittchen mit Tomate, Rettich, Gurke.

Mittwoch

Vormittags: Linomel, Quark mit Leinöl und Honig, 1 Eßlöffel Mohnöl. Mit Mohnsamen bestreut.

Mittags: Rohkostplatte: Kohlrabi mit Mandelmus, Petersilie, Gürkchen, rote Beete, mit Walnußöl angemacht.
Gedämpfter Blumenkohl mit Diäsan. Pellkartoffeln.
Quark, Leinöl, Honig mit Hagebuttenmus.

Abends: Buchweizenbrei. Dazu rohpürierte Äpfel, mit etwas Anis abgeschmeckt.

Donnerstag

Vormittags: Linomel mit reichlich Heidelbeersaft übergießen. Darüber Quark, Leinöl, Honig.

Mittags: Grünkohleintopf, gut mit Diäsan gefettet. Dazu eine Selleriescheibe, gebacken.
Quark, Leinöl, Honig, mit Walnüssen verziert.

Abends: Vollreissuppe mit Milch, mit Honig gesüßt. Diäsan-Schnittchen mit Gervaiskäse, mit Pritamin, Kümmel, Petersilie usw.

Freitag

Vormittags: Linomel, Mandarinen, in Stückchen geschnitten. Darüber Quark, Leinöl, Honig, mit 1 bis 2 Mandarinen püriert.

Mittags: Warme Suppe aus Gemüsewasser mit rohen, pürierten Tomaten und Möhren.
Pellkartoffeln mit Quark und Leinöl in 2 Variationen: 1. mit Petersilie, 2. mit Kümmel.
Obstsalat mit Walnußöl (ohne Quark).

Abends: Schnittchen mit Tilsiter Käse, Rettich, Tartex, Gurken.

Sonnabend

Vormittags: Linomel, Quark, Leinöl, Honig mit frischer Kokosnuß und Kokosmilch.

Mittags: Linsensuppe mit rohem Sauerkraut, mit Diäsan gefettet.
Als Nachtisch 1 Glas Saft.

Abends: Schnittchen mit Gervaiskäse und Kümmel, Gervaiskäse und Paprika (Pritamin!), Camembert.

Sonntag

Vormittags: Linomel, Quark, Leinöl, Honig. Frische Ananas, in Würfel geschnitten. Brot mit Holländer und Schweizer Käse.

Mittags: Rohkostplatte mit Kohlrabi, Möhren, milchsaurem Gemüse.
Blumenkohl mit Pritamin-Diäsansoße, Pellkartoffeln.
Quark, Leinöl, Honig mit Banane.

Abends: Tasse herzhafte Suppe von Blumenkohlwasser, mit Resten vom Mittag im Starmix püriert. Dazu Schnittchen mit saurer Gurke, Tomate, Gervais.

Montag

Vormittags: Linomel, weiche Birnen, in Stückchen geschnitten, Quark, Leinöl, Honig mit Mandeln.

Mittags: Rohkostplatte mit viel Quark-Leinöl-Mayonnaise.
Rosenkohl, mit Diäsan gut gefettet, Pellkartoffeln.
Als Nachtisch 1 Banane.

Abends: Sojaflocken, mit heißer Milch übergossen (mit Mandelmus).
Schnittchen mit Tartex oder Steinpilzpaste.

Dienstag

Vormittags: Linomel, Äpfel püriert, Rosinen, in Saft eingeweicht, Quark, Leinöl, Honig, mit wenig Sanddornsaft püriert. Schnittchen mit Schweizer Käse und Tilsiter Käse.

Mittags: Endiviensalat mit Mayonnaise und sauren Gurken.
Buchweizen mit Pilzen.

Abends: Reste vom Mittagessen als Suppe. Schnittchen mit Gervais, Tartex, Rettich, vegetarischer Sülze.

Nahrung als Heilmittel

Eine unspezifische, aber — allgemein betrachtet — gute Nahrung ist immer Heilmittel. Der Organismus heilt selber. Er bezieht die Energie zu dieser *autonomen Selbstregulation*, zu dieser *selbsttätigen Anpassung und Abwehr* aus der Nahrung.

In diesem Sinne ist eine in gesunden Tagen gute Nahrung auch für den Kranken gut, sofern nicht durch besondere Umstände die Möglichkeit zur Aufnahme und Verarbeitung beeinträchtigt ist. In kranken Tagen ist jedoch leicht zu verarbeitende, leicht bekömmliche, leicht veratembare Nahrung ohne viel Ballast zweckmäßig.

Spezielle Diätrezepte für Zuckerkranke, Leber-, Gallenkranke, Magenschwache u. a. sollen hier nicht vermittelt werden. Diese organspezifischen oder organschonenden Kostformen werden meinerseits — so wie sie heute angeboten werden — im allgemeinen abgelehnt. Eine Vollwertkost braucht jeder Kranke. Vollwertkost kann aber auch in leicht bekömmlicher Form angeboten werden und ist in dieser Form eben für jeden Kranken zweckmäßig. Individuelle Anwendung bedarf im Einzelfall sowieso sachkundiger Führung. Besondere Heilkraft aus den Kräutern kann in den Kostplan wohl mit eingebaut werden.

Betrachtet man aber moderne Diätbücher, die diese Heilkraft der Natur wirklich berücksichtigen, so findet man unter den Stichworten: Nierenleiden, Wassersucht, Lungenleiden, Versäuerung, Rheumatismus und sogar Zahnfleischerkrankungen immer wieder dieselben Beeren oder Kräuter empfohlen. Dies geschieht zu Recht. Umgekehrt findet man bei großen Naturheilkundigen, wie z. B. Felke, Kneipp, in den Angaben bei einem Kraut als Indikationen, die günstig beeinflußt werden, einen großen Wirkungsbereich, wie ihn die moderne Medizin mit ihrer „gesicherten Diagnose" und ihrer „gezielten Therapie" ablehnen würde.

Die Beobachtungen der naturverbundenen Heilkundigen bestand jedoch zu Recht. Erst die medizinische Forschung der neuesten Zeit konnte aufzeigen, wie umfassend die Wirkung bestimmter Fette und der in rohen Pflanzen vorkommenden Schleimstoffe und Atmungsfermente jede Lebensfunktion beherrschen und jeden Heilungsvorgang beeinflussen. Besonders häufig findet man in alten Kräuterbüchern die Angaben: „Schleimlösend, wassertreibend, reinigt Niere und Galle."

Gerade die neu erkannte Funktion der biologisch wichtigen Fette steht in Verbindung mit diesen Auswirkungen! Die im vorliegenden Buche aufgezeigte Anwendung der Öl-Eiweiß-Kost bewirkt die gleichen obengenannten günstigen Regulationen.

Als Pflanzen, die diese im Falle einer Erkrankung erwünschten Vorgänge, die Normalisierung der Zellatmung, günstig beeinflussen, seien noch einige genannt, die in den Nahrungsplan eingebaut werden können: *Leinsaat*, in Form von Linomel jederzeit griffbereit und anwendbar, ist — richtig dosiert — immer bekömmlich, immer am Platze. Der Landwirt weiß, „Vieh, das Leinsaat bekommt, wird eben nicht krank". Dies gab mir ein Landwirt zur Antwort, als ich ihn fragte — neugierig, was er antworten würde —: „Warum geben Sie eigentlich Ihrem Vieh immer Leinsaat?"

Andere schleimführende Pflanzen sind im gleichen Sinne wichtig. *Beinwell* soll, wenn die Jahreszeit dies erlaubt, viel zu Salaten Verwendung finden, und zwar die jungen Blatt-Triebe, die jungen Blätter und auch die Wurzeln. Er ist immer bekömmlich und beeinflußt alle Krankheitsabwehr ähnlich wie Leinsaat im günstigen Sinne.

Wurzeln von Petersilie und Fenchel beeinflussen die Ausscheidung schädlicher Stoffe über die Niere positiv. Beide Wurzeln können sowohl gedämpft als auch roh als Salat verabreicht werden. Gibt man Kranken diese Wurzeln als Rohgemüse, so müssen diese natürlich je nach der Situation sehr fein geraspelt sein.

Sauerkraut, Sauerkrautsaft bewirken die Ausscheidung schädlicher Stoffe. Bei fast allen Erkrankungen, auch bei denen, die auf eine Infektion zurückgehen, handelt es sich darum, daß der Organismus in der Lage ist, schädliche Stoffe auszuscheiden, durch Zell- und Gewebeatmung die Lebensfunktionen zu stützen. In diesem Sinne wirkt jede Nahrung günstig, die noch atmet, was besonders von der Rohkost gilt. Die Atmungsvorgänge werden besonders durch die hier beschriebene Öl-Eiweißkost sehr gefördert. Am Rande sei vermerkt — hier muß auf spezielle Veröffentlichungen verwiesen werden —, daß auch die Erkrankung an Diabetes, die Zuckerkrankheit, eine Folge der verminderten Atmungsvorgänge ist und durch gesunde Nahrung im Sinne dieser Öl-Eiweiß-Kost sehr günstig beeinflußt werden kann.

Besonders *leicht bekömmliche Kost:* Diese Kostform ist geeignet für Fieberkranke, Leber-, Gallenkranke in den ersten Tagen, etwa zur Überbrückung für die Vollwertkost, für Kleinstkinder, für Magen- und Darmkranke. Es ist selbstverständlich und bedarf in diesem Zusammenhang kaum der Erwähnung, daß in den vorgenannten Fällen Behandlung durch einen Arzt am Platze ist. Jedoch können diese Hinweise in notvollen Situationen dienlich sein:

Reiswasser oder Reisschleim wird mit einigen Eßlöffeln *Linomel* versetzt. Im allgemeinen wird diese Mischung sogar von Kleinstkindern unter einem Jahr gut vertragen. Bei besonders empfindlicher Magenschleimhaut kann man die so bereitete Leinsaatmischung noch durch ein Sieb geben.

Haferschleim wird durch ein Sieb gegeben; anschließend fügt man auf ein Glas etwa einen Teelöffel *Quark-Leinöl-Creme*, mit sehr wenig Honig gesüßt, hinzu, dann wird gut verrührt und so verabreicht. Sehr gut bekömmlich und nahrhaft.

Wird Milch bereits vertragen, so kann diese einfach mit einem Teelöffel Linomel gereicht werden. Schmackhaft, gut bekömmlich wird diese *Linomel-Milch* durch Zugabe eines roh und frisch pürierten Apfels.

Dieser roh pürierte oder *geriebene Apfel* kann auch den vorher beschriebenen schleimführenden Getränken beigefügt werden.

Handelt es sich nicht mehr um den ersten akuten Zustand oder die starke Abwehrreaktion des Magens, so ist das folgende Getränk bei allen Kranken geeignet und sehr beliebt:

In etwas Milch weicht man ein kleines Stückchen Meerrettich ein, läßt 12 bis 24 Stunden stehen. Dies mildert die Schärfe. Sodann wird im Mixgerät oder auf der Handreibe der Meerrettich feinst zerkleinert, mit einem roh pürierten Apfel vermischt und mit Milch zu einem Getränk verdünnt. Dieses Getränk kann, je nach Fall, mit einem Teelöffel voll der Quark-Leinöl-Mischung, mit wenig Honig gesüßt, versetzt werden. Die gleiche Zubereitungsform ist anwendbar als Beilage zu Kartoffel- oder Buchweizenzubereitungen, zu Maronen, Brei oder Vollwertnudeln. In diesem Fall gibt man natürlich etwas weniger Milch hinzu (Nr. II, 1 bis 10).

Krankenkost

Als Krankenspeise seien besonders die verschiedenen Zubereitungsformen aus *Buchweizen* empfohlen. Dieser ist stark schleimführend, daher von hohem gesundheitlichem Wert und leicht bekömmlich. Bei schwerer Bekömmlichkeit der Nahrung kann man einleitend die Buchweizengrütze, bevor sie ganz erkaltet ist, fein pürieren oder durch ein Sieb streichen. Dann läßt man sie anschließend zum festen Brei erkalten. Wird dieser in Verbindung mit roh pürierten Äpfeln gereicht oder auch mit etwas Quark-Leinöl-Creme, zu Beginn in geringerer Dosis, so liefert diese Zusammenstellung ein Abendbrot, das den Magen nicht beschwert, in der Nacht aber kein Hungergefühl aufkommen läßt.

Kranken sollte man abends weder Kartoffeln noch Schnittkäse oder Schmelzkäse reichen. Die Verabreichung von Quarkspeisen ist dagegen leichter bekömmlich und empfehlenswert. Man löse sich von dem Gedanken, daß Fett allgemein schwer bekömmlich und für Kranke unzuträglich sei. Diese Auffassung resultiert aus der Tatsache, daß es in unserer Zeit fast allgemein üblich geworden ist, *falsche Fette* zur Nahrung zu verwenden.

Das richtige Fett — und hier sei in erster Linie Leinöl genannt — in der richtigen Dosierung und in der Harmonie mit den gleichzeitig benötigten schwefelhaltigen Eiweißstoffen, wie sie im Quark vorliegen, ist immer gut bekömmlich, auch bei schwerer Erkrankung. Der Kranke benötigt aber diese Stoffe dringend, weil diese für die Krankheitsabwehr und jeden Vorgang der Heilung, auch bei rein örtlichen Verletzungen, wie Knochenbruch usw., vorhanden sein müssen. Nach der gegenwärtigen Ernährungslage, wobei vor allem die nichtreformgemäße Ernährung gemeint ist, hat der Organismus selten Reserven an diesen Substanzen, deren er zu seiner Gesundung bedarf.

Zum *Frühstück* soll regelmäßig ein Müsli genommen werden, wie folgt zubereitet: Zwei Eßlöffel Linomel werden in ein Glasschälchen gegeben. Man überschichtet mit frischem Obst, je nach Jahreszeit Beerenobst, Kirschen, Aprikosen, Pfirsiche, geriebene Äpfel. Anschließend bereitet man eine Mischung aus Quark und Leinöl. Auf ¹/₄ Pfund Quark gibt man 2 bis 3 Eßlöffel Leinöl, vermischt intensiv durch Zugabe von etwas Milch, so daß das Leinöl vollständig verrührt ist. Zuletzt süßt man mit einem Teelöffel Honig. Um den Geschmack täglich anders zu gestalten, kann man zu der Quark-Leinöl-Mischung Hagebuttenmus, Sanddornsaft, Fruchtsäfte oder gemahlene Nüsse geben. Als Brotaufstrich soll nur Diäsan verwendet werden (Butter und Margarine sind verboten). Als Brotbelag am Vormittag sind alle Sorten Käse erlaubt sowie, je nach Jahreszeit, Rettich, Tomaten, Gurkenscheiben usw. Als Getränk können Kräutertees dienen, gegebenenfalls ist aber auch eine Tasse Tee oder Kaffee erlaubt.

Die *Mittagsmahlzeit* soll fleischlos sein. Empfohlen wird Rohkostsalat als Vorspeise, als Öl soll Leinöl Verwendung finden (das sog. „Salatöl" ist strengstens verboten). Für die Rohkostplatte können alle grünen Salate verwandt werden, ebenso aber auch geraspelte Rübengemüse, wie Möhren, Kohlrabi, Rettich, Schwarzwurzeln usw. Die Rohkostvorspeise ist sehr wichtig.

Als Hauptmahlzeit kann ein gedämpftes Gemüse mit Kartoffeln gegeben werden, Reis, Buchweizen oder Hirse. Zum Fetten soll, wegen des großen Gehalts an Leinöl, ausschließlich Diäsan verwandt werden.

Als Nachtisch kann eine Quark-Leinöl-Speise, ähnlich wie beim Frühstück beschrieben, gegeben werden. Man kann die Quark-Leinöl-Speise zu Mittag auch herzhaft zubereiten; mit Kümmel, Petersilie, Schnittlauch oder Zwiebeln abgeschmeckt, kann sie zu den Schalkartoffeln gegeben werden. Mit Zitronen und feingewiegten Gewürzgurken (Marke Eden, aus dem Reformhaus) vermischt, kann die Quark-Leinöl-Speise ausgezeichnet als Mayonnaise für die Rohkostplatte dienen, außerdem auch mit gekochten Eiern zusammen serviert werden.

Zum *Abend* soll die Mahlzeit nur gering sein und früh eingenommen werden, etwa um 6 Uhr. Man kann je nach Bedarf eine warme Speise zubereiten aus Reis, Buchweizen oder Haferflocken, Sojaflocken und anderen Flocken aus dem Reformhaus. Diese Zubereitungen können je nach Geschmack in Form von Suppen gegeben werden oder in festerer Form. Man kann mit herzhaften Soßen abschmecken, mit Gemüsebrühe als herzhafte Suppe reichen oder mit Früchten kombinieren. Früchte sollen möglichst roh gegeben werden, evtl. gerieben. Als herzhafte Beilage gibt es im Reformhaus eine große Auswahl, etwa Eden-Steinpilze, Tartex, Hensels Sojafleisch und anderes, worüber das Reformhaus gern Rat erteilen wird.

Strengstens verboten sind alle tierischen Fette, Margarine, „Salatöl", auch Butter. Alle Fleischsorten, weil ihre Zubereitungen fast immer mit schädlichen Konservierungsmitteln versetzt sind. Fischkonserven sind streng untersagt. Räucherfisch ist hin und wieder gestattet. Der sogenannte Frischfisch ist auch häufig

mit Konservierungsmitteln versetzt und daher zu meiden. Wurst ist verboten.
Fruchtsäfte sollten im Reformhaus eingekauft werden, da die Zubereitungsweise
wichtig ist. Verboten sind vor allen Dingen Konditorwaren, die sogenannten
„Teilchen".
Besonders empfohlen wird der laufende Genuß von Sauerkrautsaft, milchsauren
Gemüsen, Schnibbelbohnen aus dem Faß. Der reichliche Genuß von rohem Obst
ist empfehlenswert, ebenso aber auch der Genuß von rohen Kohlrabi, Möhren,
Rettichen, Paprikaschoten, von rohem Spargel, rohem Blumenkohl sowie ande-
ren roh genießbaren Rüben- und Gemüsesorten.
Im Rahmen dieser Kostform ist herzhaftes Würzen mit natürlichen Kräutern
aus dem Reformhaus gestattet und erwünscht.

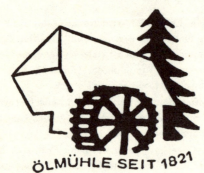

Schlußwort

Nahrung als eine Macht in der Menschheitsgeschichte

Weiten wir einmal den Blick! Pest, Flecktyphus, gelbes Fieber waren in der Lage, die Einwohner ganzer Städte auszurotten. Das Fieber Malaria erwirkte, daß die Besitznahme eines eroberten Landes verhindert wurde. König Rama, der von der Lepra befallen war, konnte die Geschicke seines Volkes nicht lenken, bis er, in den Wald geschickt, sich dort von Blättern und Wurzeln des Kalaw-Baumes nährend, durch den Gehalt an gutem Öl, das diese Pflanze enthält, genesen war.

König Karl VIII. von Frankreich und Lenin haben der Bahn der Geschichte und Kulturgeschichte tiefe Spuren eingegraben. Sie waren Opfer ihres krankhaften Zustandes.

Krankheit aber, auch die Krankheitsbereitschaft für Infektionskrankheiten, ist davon abhängig, wie stark die gesunden Kräfte im Organismus noch erhalten sind. Gesunde Nahrung aber befähigt den Organismus zur bio-logischen Reaktion, zur Abwehr, zur Selbsterhaltung, zur Gesundung.

Nicht immer brauchen sich die Auseinandersetzungen zwischen der Gesundheit oder dem Untergang eines Volkes so dramatisch zu vollziehen, wie dies bei den genannten, der Geschichte der Vergangenheit angehörenden Seuchen der Fall war. Bereits in der Literatur des untergehenden Griechenlands finden sich Anhaltspunkte dafür, daß der Untergang eines Volkes auf der Erstickung, der Sauerstoffnot beruht. Bei dem Dramendichter des zu Ende gehenden Griechenlands, bei Aristophanes, kennzeichnet der Chorführer in einem Drama die Not, „die Vätern bei Nacht zupreßten den Hals und im Bett Großväter erstickte".

Auf dem Therapiekongreß in Karlsruhe im Jahre 1953 hatte ich Gelegenheit, meine neue Schau über die Bedeutung der Fettnahrung für die Atmung darzulegen. Es wurde dabei von mir auch darauf hingewiesen, daß diese Zusammenhänge: Fettverseuchung und Zufuhr von Atemgiften o d e r Gesundung der Fettnahrung und der Haltbarmachungsmethoden entscheidend wichtig seien für Sein oder Untergang der westlichen Welt. *Dr. Ischibaschi* aus Tokio, Leiter der japanischen Ärzteschaft, sprach mich daraufhin an mit den Worten: „Sie haben recht, wir sagen: der Untergang des Abendlandes ist eine innere Erstickung."

Nicht nur das grauenvolle Vernichtungswerk der Krebserkrankung, die Schwächung durch Zuckerkrankheit, Rheuma, Leber-, Gallenleiden, nein, die gesamte Leistungsminderung, die erhöhten sozialen Lasten sind die Folgen der Ernährungsweise, die die Natur verläßt, die der Geldgier einiger Industrieunternehmer zu viel Raum läßt, weil diese an menschliche Schwächen anzuknüpfen verstehen.

Fette stellen aber im Rahmen der gesamten Ernährung einen entscheidenden, ja, *den* alle Lebenserscheinungen beherrschenden Faktor dar. Das beim Untergang oder bei der Rettung und Erhaltung eines Volkes so wichtige sittliche und sexuelle Problem wird stark betroffen von der Beschaffenheit der Nahrungsfette.

Bestimmt der Charakter die Nahrung oder die Nahrung den Charakter? Eines ist sicher:

Wer diese Zusammenhänge sieht, erkennt, wird nicht schweigen können. Einige wenige werden es begreifen, um ihrer Kinder willen zur Gesundung beitragen. Diese sind die Träger und Gestalter der Zukunft.

Nicht nur von der Nahrung erwarten wir Heilung; aber im Rahmen dieses Buches sei auf die Wichtigkeit dieser Zusammenhänge hingewiesen, die auch in der Gesamtbetrachtung von Leib, Seele und Geist besonders heute Beachtung erfordern.

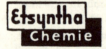

Das Geheimnis der inneren und äußeren Ruhe

Heute mehr denn je zeigen sich einschneidende Zivilisationsschäden durch eine falsche Ernährung!
Die Folge ist auch Sauerstoffnot.
Energielosigkeit, Leistungsunfähigkeit, Schwäche und Unruhe zehren am menschlichen Organismus, da die innere Verbrennung nicht funktioniert.
Fördern auch Sie Ihre innere Atmung, nutzen Sie den lebensnotwendigen Sauerstoff durch eine vernünftige Ernährung. Nutzen Sie das optimale Kräfteverhältnis und Zusammenwirken des Fett- und Eiweiß-Stoffwechsels.
EDEN hilft Ihnen dabei, eine gesunde Lebensführung zu praktizieren.

1. Eden diäsan-Speisefett

Mit diesem ersten wasserfreien Speisefett schuf EDEN für eine naturgesunde Ernährung den idealen, rein pflanzlichen, hartfettfreien Brotaufstrich.

Eden diäsan ist streng natriumarm und ist besonders wertvoll durch den hohen Anteil von kaltgepreßtem, naturbelassenem Lein-Öl, das reich an lebenswichtigem Linolensäure-Wirkstoff ist.

2. Eden vollwert Lein-Öl

Dieses einzigartige Speiseöl ist naturbelassen, kaltgepreßt und nicht raffiniert. Mit seinem hohen Anteil an ernährungsphysiologisch wichtiger Linolensäure und dem optimalen Verhältnis von essentiellen Fettsäuren zu Tocopherolen (Vitamin E) trägt Eden vollwert Lein-Öl zur Senkung von überhöhtem Cholesterinspiegel bei.
Bestens geeignet für die Öl-Eiweiß-Kost nach Dr. J. Budwig (Quark mit Lein-Öl) – eine hochwertige Kombination von essentiellen Fettsäuren mit essentiellen Aminosäuren.

**EDEN
in allen
neuform -Reformhäusern**

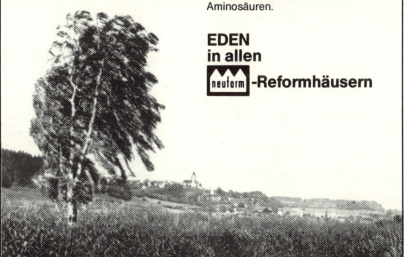

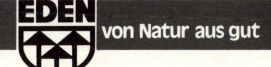

EDEN von Natur aus gut